Ahmed Kandeil

Vírus Humanos na Água: Avaliação e Controle

Ahmed Kandeil

Vírus Humanos na Água: Avaliação e Controle

ScienciaScripts

Imprint

Any brand names and product names mentioned in this book are subject to trademark, brand or patent protection and are trademarks or registered trademarks of their respective holders. The use of brand names, product names, common names, trade names, product descriptions etc. even without a particular marking in this work is in no way to be construed to mean that such names may be regarded as unrestricted in respect of trademark and brand protection legislation and could thus be used by anyone.

Cover image: www.ingimage.com

This book is a translation from the original published under ISBN 978-613-9-47412-7.

Publisher:
Sciencia Scripts
is a trademark of
Dodo Books Indian Ocean Ltd., member of the OmniScriptum S.R.L Publishing group
str. A.Russo 15, of. 61, Chisinau-2068, Republic of Moldova Europe
Printed at: see last page
ISBN: 978-620-4-07586-0

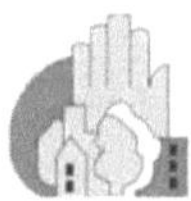 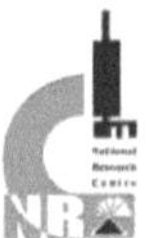

Vírus Humanos na Água: Avaliação e Controle

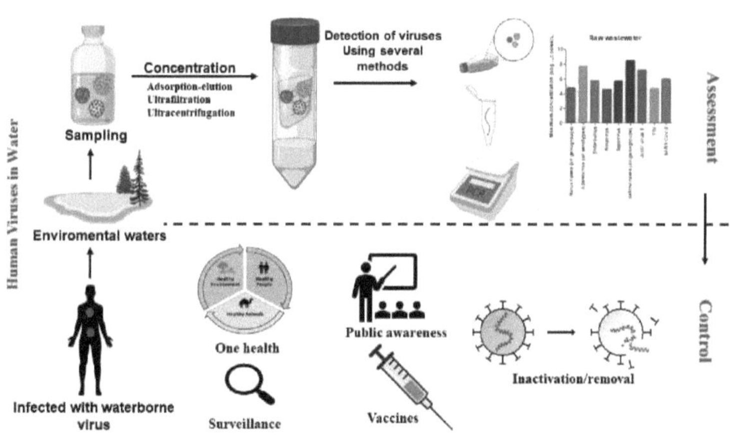

Por

Ahmed Mohamed Kandeil, PhD

Índice

Capítulo 1   5

Capítulo 2   8

Capítulo 3   18

Capítulo 4   29

Capítulo 5   38

Lista de abreviações

A549 Adenocarcinómica humana alveolar
AIVs Vírus da gripe aviária
BGM Búfalo macaco verde
Caco-2 Adenocarcinoma colorretal humano
CMK Cynomolgus Cynomolgus rim de macaco
CoV Coronavírus
Efeitos citopáticos do CPE
ADN Ácido desoxirribonucleico
dPCR Digital PCR
Hadvs Adenovírus humanos
HAV Vírus da Hepatite A
HBoV Bocavírus humano
HEP-2 Epitélio humano tipo 2
HEV Vírus da Hepatite E
Comité Internacional de Taxonomia de Vírus do ICTV
KDa kilo Daltons
MDCK Madin-Darby Canine Kidney
MERS-CoV Middle East Respiratory Syndrome Coronavirus
Microfiltração MF
mNGS Metagenómica Sequenciação da Próxima Geração
Amplificação baseada na sequência de ácidos nucleicos NASBA
ND Não há dados disponíveis
NF Nano-filtração
nanômetro nm
O3 Ozono
PCR Reacção em cadeia da polimerase
qPCR PCR Quantitativa
Ácido ribonucleico RNA
RMS Rabdomiossarcoma humano
RO Osmose inversa
RT Transcriptase reversa
SRA-CoV Síndrome Respiratória Aguda Coronavírus da Síndrome Respiratória Aguda
TCID50 Dose infecciosa de cultura de tecidos 50%
Vírus TTV Torque teno
Ultrafiltração UF
Ultravioleta UV
Vero macaco verde africano
Organização Mundial de Saúde da OMS

Abstrato:

Vários agentes etiológicos são transmitidos através da água, e suas incidências têm efeitos adversos potenciais sobre a saúde pública. A transmissão através da água foi agora bem documentada para muitos vírus humanos classificados em seis famílias virais. Recentemente, várias evidências indicaram vírus emergentes em sete outras famílias virais com potencial de transmissão por meio da água. O principal desafio no campo da virologia ambiental tem sido como avaliar e controlar os contaminantes virológicos em diferentes tipos de água. Assim, esta revisão centra-se principalmente na avaliação de vírus humanos na água utilizando diferentes plataformas de caracterização com destaque para os méritos, e deméritos de cada uma delas. Além disso, esta revisão descreve aspectos das estratégias de controle de vírus humanos na água, incluindo processos de tratamento de água, aumento da consciência pública, melhoria dos estudos epidemiológicos, prevenção de doenças virais transmitidas pela água, e aplicação do conceito de saúde única.

Palavras-chave: Vírus transmitidos pela água; Avaliação; Controle; Saúde Única

Capítulo 1

1. Introdução:

Os vírus variam em seu tamanho de 20 a 750 nm, tornando-os o menor grupo de microorganismos (Condit, 2013). Os vírus consistem em material genético em núcleo viral (ácido ribonucleico [RNA] ou ácido desoxirribonucleico [DNA]) coberto por proteína protetora viral, chamada de capsid. Alguns vírus possuem um envelope de lipoproteína que cobre o capsid, chamado de vírus envelopados. Os vírus não-envelopados não possuem esta camada de cobertura de lipoproteína (Condit, 2013).

A transmissão de vírus ocorre através de inúmeras rotas, que não se restringem ao contato direto de pessoa para pessoa. Vários vírus são capazes de ser transmitidos por veículos ambientais, incluindo água, especialmente vírus que se propagam frequentemente pela via fecal-oral (Condit, 2013). Muitos vírus humanos clássicos e emergentes têm sido detectados em diferentes tipos de água, incluindo água doce superficial, como lagos e rios, águas subterrâneas, águas residuais e marinhas, ou mesmo gelo (Shoham et al., 2012).

A contaminação de diferentes tipos de água é feita por vários meios, uma das principais vias de contaminação deve-se às actividades humanas, como ilustrado na **Figura 1**. Posteriormente, a exposição à água contaminada pode ocorrer por várias formas associadas a um dos inúmeros usos da água, tais como beber, irrigação, pesca, atividades recreativas, etc. Diversas descargas de resíduos biomédicos liberados de hospitais/centros de quarentena podem levar à poluição ambiental das águas superficiais com vírus humanos. Alguns dos vírus zoonóticos podem ser transmitidos pela água (**Figura 1**).

Embora muitos vírus humanos clássicos e emergentes tenham sido detectados em diferentes tipos de água, a grande maioria das pesquisas virológicas ambientais se concentrou na presença e destino de um conjunto relativamente pequeno de vírus entéricos.

Compreender as características epidemiológicas dos vírus humanos na água é a chave para o controle de doenças virais potencialmente causadas por eles. Para estudos epidemiológicos, a avaliação da prevalência de vírus na água utilizando o método apropriado é o passo crítico. Os níveis de vírus na água variam com base no tipo de água, tipo de vírus, local de amostragem e tempo de amostragem. Independentemente destes factores, os níveis de vírus na água são caracteristicamente demasiado baixos para a detecção por método directo; assim, a caracterização dos vírus na água inclui a etapa de concentração viral seguida de métodos de detecção. Entre os factores que afectam a propagação de vírus através da água, a determinação da dose infecciosa mínima para cada vírus é fundamental para o desenvolvimento de um modelo de avaliação de risco e estratégias de controlo adequadas para prevenir a transmissão viral.

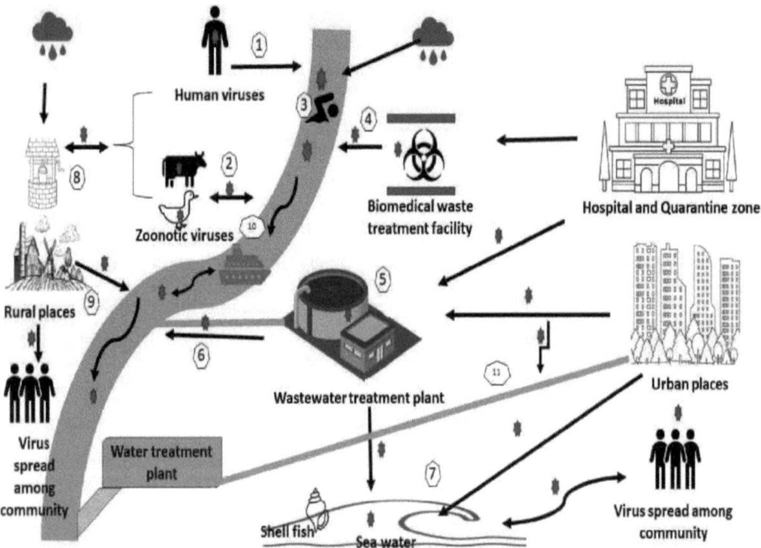

Figura 1: Origens dos vírus humanos e zoonóticos na água. As fontes de vírus humanos na água incluem descargas directas de vírus de humanos (1) ou animais (2) infectados, actividades recreativas (3), manipulação incorrecta de resíduos biomédicos (4), águas residuais geradas em locais públicos (5), descarga de águas residuais tratadas no rio (6), ou no mar (7), contaminação de locais de águas subterrâneas por humanos e animais infectados (8), actividades agrícolas (9), navios de cruzeiro (10), condutas de esgotos com fugas podem levar à contaminação nos sistemas subterrâneos de distribuição de água potável (11).

Devido à alta estabilidade e baixas doses infecciosas de vírus humanos na água (Rames et al., 2016), é necessário melhorar os métodos de avaliação e a aplicação de estratégias de controle integradas. Como os vírus humanos são secretados nas fezes, urina e vômito de pessoas infectadas com um alto título viral, as águas residuais contêm vírus humanos em altas concentrações (Ikner et al., 2012). Os vírus nas águas residuárias podem ser reduzidos após os processos de tratamento, mas é realmente difícil ter sucesso na remoção completa dos vírus usando métodos de tratamento tradicionais. Os processos de tratamento de águas residuais não inativam 20-80% dos vírus entéricos (Gibson, 2014). Assim, as águas residuais tratadas e não tratadas, bem como os fluxos combinados de esgotos são as principais fontes de descarga de vírus humanos nas águas dos rios, águas do mar e águas subterrâneas.

A revisão atual se concentrará nos vírus humanos que se mostrou serem potencialmente transmitidos pela água. Também destacará os vírus humanos que no passado não eram preocupantes para a transmissão através da água, mas podem ser considerados como agentes emergentes através da água devido à sua detecção e estabilidade em diferentes ambientes aquáticos. Além disso, a revisão focaliza a avaliação de vírus humanos na água utilizando diferentes plataformas de caracterização com destaque para os méritos e deméritos de cada uma delas. Além disso, destaca as estratégias de controle de vírus humanos na água, com base na literatura mais recente.

Capítulo 2

2. Vírus humanos na água:

Há várias famílias de vírus humanos descritas na potencialidade de revisão atual transmitida pela água (**Figura 2**). Estas famílias foram classificadas em patógenos principais transmitidos pela água (6 famílias) e vírus recém surgidos com potencial de transmissão pela água (7 famílias).

2.1. Principais agentes patogénicos víricos transmitidos pela água:

Os vírus humanos mais importantes transportados pela água são membros das seguintes seis famílias:

2.1.1. *Adenoviridae:*

Os adenovírus humanos (HAdV) são vírus de ADN de dupla cadeia que variam entre os 70-90 nm (Condit, 2013). Os adenovírus pertencem à família *Adenoviridae* e são classificados, segundo o Comité Internacional de Taxonomia de Vírus (ICTV), em sete espécies (HAdV A a G) incluindo 104 genótipos HAdV (ICTV, 2019). Os HAdV aumentam as preocupações de saúde pública e podem causar uma vasta gama de manifestações clínicas, incluindo doença gastrointestinal, faringite, doença respiratória, conjuntivite, cistite hemorrágica e encefalite (Krajden et al., 1990). Os HAdVs são transmitidos directamente de uma pessoa infectada para uma pessoa saudável através de fezes, urina, vómitos e secreções respiratórias. Como os HAdVs são derramados nas fezes da pessoa infectada, a água contaminada pode ser uma fonte de infecção por beber, inalar ou por contacto directo com os olhos (Rames et al., 2016). Vários surtos causados por HAdVs foram registrados entre estudantes em escolas, profissionais de saúde e campos militares (Krajden et al., 1990). Foram relatados vários surtos associados a água contaminada por HAdVs. Foram registados surtos de adenovírus entre os nadadores devido ao seu contacto com água de recreio contaminada com HAdV 3, 4, 7 e 14 (D'Angelo et al., 1979; Martone et al., 1980). Também foram relatados vários surtos na Europa em água potável causada por HAdVs (Divizia et al., 2004; Villena et al., 2003). Os HAdVs são intensamente recomendados como indicador de contaminação viral da qualidade da água, devido à sua ampla distribuição no nível de concentração elevado, bem como à sua estabilidade e resistência a condições ambientais difíceis (Rames et al., 2016).

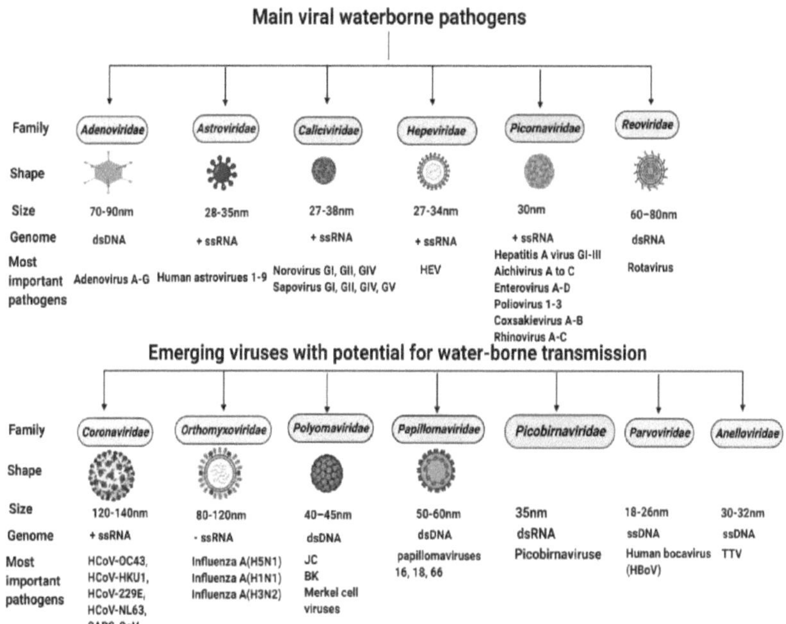

Figura 2: Vírus humanos potencialmente transmitidos pela água.

2.1.2. *Astroviridae:*

A família *Astroviridae* inclui dois gêneros principais: *Mamastrovírus*, que infecta diferentes hospedeiros de mamíferos, incluindo humanos, e *Avastrovírus,* que infecta diferentes espécies de aves (ICTV, 2019). Os astrovírus são partículas não envelopadas que têm a forma de estrelas quando vistas ao microscópio eleitoral com 28 a 35nm de diâmetro (Condit, 2013). O genoma do astrovírus é um RNA de sentido positivo, de cadeia única e não segmentada (Condit, 2013). *Astroviridae* tem uma vasta gama de hospedeiros sem especificidade definida (El Taweel et al., 2020). As infecções virais com astrovírus em humanos estão associadas a gastroenterite, especialmente entre crianças (Nguekeng Tsague et al., 2020). Os astrovírus são altamente estáveis sob condições ambientais naturais e podem ser transmitidos diretamente ao ser humano através da via fecal-oral a partir de pessoas ou animais infectados (Fischer et al., 2017). Estudos ecológicos revelaram que os astrovírus têm altas taxas de interação intra e interespécies que podem permitir a transmissão eficaz do vírus (El Taweel et al., 2020). Um estudo anterior mostrou a detecção de astrovírus infecciosos na água (Espinosa et al., 2008). A água de beber contaminada com matérias fecais não adequadamente tratada, seja de origem humana ou animal, pode estar associada à transmissão viral (Fischer et al., 2017). Os astrovírus humanos foram detectados em diferentes taxas, seja em fila ou em águas residuais tratadas, variando de cerca de 30% a 100% em diferentes regiões do mundo (Fumian et al., 2013; Hata et al., 2015; Victoria et al., 2014). Nos biossólidos de lodo, os astrovírus humanos foram altamente detectados (>90%)(Chapron et al., 2000). Também foram detectados astrovírus humanos em águas superficiais e subterrâneas em diferentes países (Guimaraes et al., 2008; He et al., 2012; Miagostovich et al., 2008).

2.1.3. *Caliciviridae:*

A família *Caliciviridae* inclui onze gêneros que são detectados em mamíferos, aves e peixes (ICTV, 2019). Apenas os géneros *Norovirus* e *Sapovirus* contêm estirpes de vírus humanos, mas a gama de hospedeiros e a transmissibilidade cruzada de estirpes dentro dos restantes nove géneros não foram caracterizados (Atmar e Estes, 2006). Os norovírus e sapovírus são de sentido positivo, de cadeia única, não segmentados, vírus RNA (Condit, 2013). Com base na análise genética das sequências de aminoácidos deduzidas da proteína viral 1 (VP1) dos norovírus, pelo menos 10 genogrupos (chamados G anexados por numerais romanos; GI a GX) são actualmente caracterizados (Chhabra et al., 2019). Os genogrupos podem ser subdivididos em 49 genótipos (Chhabra et al., 2019). Até agora, mais de 30 genótipos de norovírus foram detectados em humanos nos genogrupos I (GI.1 a GI.9), GII (GII.1 a GII.22), e GIV (GIV.1- GIV.2) (Vinje, 2015). Genótipos GII de norovírus humanos têm sido detectados com mais frequência em pacientes com gastroenterite do que GI e GIV (Vega et al., 2014). Além disso, os sapovírus são extremamente heterogéneos e as análises genéticas do VP1 classificaram-nos em 19 genogrupos, incluindo estirpes de GI, GII, GIV e GV detectados em humanos (ICTV, 2019). Como os norovírus humanos, os sapovírus são conhecidos como agentes etiológicos da gastroenterite (Atmar e Estes, 2006). O modo primário de transmissão dos norovírus e sapovírus humanos é a via fecal-oral e ocorre por contato direto de pessoa a pessoa (88%), consumo de alimentos contaminados (10%), consumo de água contaminada (1,5%) (Kroneman et al., 2008). Os norovírus humanos causaram surtos de água em todo o mundo e a maioria destes surtos estava ligada às águas subterrâneas, falta de água, sistemas de tratamento de esgotos, sistema secundário de abastecimento de água e abastecimento municipal de água (Polkowska et al., 2018). O primeiro surto de norovírus transportado pela água foi relatado em 1997 na água do poço contaminado (Beller et al., 1997). Um surto agudo de gastroenterite foi registado entre estudantes em muitas escolas na China durante 2014 causado por água contaminada por norovírus (Shang et al., 2017). Norovírus de IG e GII causaram surtos de gastroenterite entre 4.136 casos em Espanha devido ao consumo de água de nascente contaminada em Abril de 2016 (Blanco et al., 2017). Os estudos ambientais associados aos sapovírus são muito limitados. Foram detectados sapovírus em águas residuais e fluviais (Khamrin et al., 2020). Dois surtos de água foram relatados na Finlândia causados pela intrusão de águas residuais contaminadas com sapovírus em uma água potável devido a vazamentos nas tubulações (Kauppinen et al., 2019).

2.1.4. *Hepeviridae:*

A família *Hepeviridae* inclui vírus de RNA de cadeia única detectados em mamíferos e aves (ICTV, 2019). O vírus Hepatite E (HEV) pertence a esta família. Os HEVs incluem quatro genótipos principais (GI a GIV) que são conhecidos por infectar humanos. Os sintomas mais comuns da infecção humana incluem anorexia, mal-estar, náuseas, perda de apetite, febre e icterícia com longo período de incubação (14-63 dias) e taxa de casos fatais de 0,5-3% (Nan e Zhang, 2016). Tanto complicações maternas como fetais podem ocorrer, incluindo aborto como resultado da infecção pelo VHE. As infecções virais com HEV são raras nos países industrializados e a principal via de transmissão viral é fecal-oral e são facilmente disseminadas em água contaminada. Os VHE infecciosos foram detectados em águas residuais, águas doces superficiais, subterrâneas e marinhas (Donia et al., 2012; Salvador et al., 2020). Vários surtos intensivos de infecção pelo VHE foram documentados em países em desenvolvimento na Ásia e África, deixando casos massivos de infecção humana (Teshale et al., 2010).

2.1.5. *Picornaviridae:*

A família *Picornaviridae* inclui 63 gêneros de vírus RNA positivos de cadeia única, não segmentados, com cerca de 30nm icosahedral capsid (ICTV, 2019). Os membros desta família são enterovírus humanos, vírus da hepatite A (HAV), e Aichiviruses, conhecidos como vírus transmitidos pela água. Os enterovírus compreendem mais de 15 espécies com base em características moleculares (ICTV, 2019). Com base na patogénese, os enterovírus foram divididos em quatro grupos incluindo poliovírus, vírus Coxsackie A, vírus Coxsackie B e equovírus (Rajtar et al., 2008). Os efeitos associados à infecção humana com enterovírus variaram em sua gravidade desde infecções leves (febre, dor de garganta, vômitos, gastroenterite, doença do sistema respiratório superior) até infecções graves complicadas (mialgia, síndrome de Guillain-Barré, meningite, encefalite, poliomielite e miocardite), bem como doenças crônicas (Rajtar et al., 2008). Uma vez que os enterovírus são expelidos em alto título viral de pessoa infectada, e são vírus estáveis e resistentes em diferentes condições ambientais por muito tempo, eles têm sido usados como um indicador de poluição viral de diferentes tipos de água ambiental (Rajtar et al., 2008). Os enterovírus foram isolados e detectados em vários tipos de água (Rajtar et al., 2008; Tiwari e Dhole, 2018). Vários surtos associados a enterovírus em água potável e de recreio foram registados (Kee et al., 1994; Sinclair et al., 2009).

O VHA é um tipo de hepatite viral. O VHA inclui vários grupos genéticos capazes de infectar humanos (ICTV, 2019). Os HAVs são transmitidos principalmente por via fecal-oral e, portanto, são vírus transmitidos pela água. Vários sintomas têm sido caracterizados como resultado da infecção humana com o VHA, incluindo febre, mal-estar, náusea, perda de apetite, icterícia, diarréia e desconforto abdominal (Cozzani et al., 2019). A incidência de infecções virais com HAVs varia entre regiões do mundo com base em práticas de higiene e programas de imunização. A pessoa infectada com HAVs pode derramar o vírus nas fezes e urina, o que pode levar à contaminação do solo, água e alimentos. Os HAVs têm sido detectados em diferentes ambientes hídricos em diferentes regiões do mundo (Moreno et al.,

2009; Vasil'ev et al., 2006). Surtos associados ao uso de água subterrânea contaminada com HAV (Zhang et al., 2009), água potável (Craun et al., 2010) e água de recreio (Sinclair et al., 2009), foram relatados. Aichivirus foi inicialmente isolado e identificado em uma amostra de fezes de um paciente com gastroenterite no Japão (Yamashita et al., 1991). Embora o Aichivirus tenha sido detectado em águas residuais, há muito poucos dados disponíveis sobre a sua ocorrência em diferentes fontes de água.

2.1.6. *Reoviridae:*

A família *Reoviridae* inclui reovírus que têm genoma de RNA segmentado linear de cadeia dupla, e diâmetro de 60-80nm. Os rotavírus são membros desta família, incluindo nove espécies (A-I) (ICTV),

2019) . Das nove espécies, A, B, C, e H podem infectar humanos. Os rotavírus são as etiologias mais importantes da gastroenterite aguda e da desidratação que levaram a uma morbidade e mortalidade elevadas em vários países em desenvolvimento entre as crianças (Tate et al., 2012). Os rotavírus foram detectados em águas residuais e em várias matrizes ambientais em todo o mundo (El-Senousy et al., 2015; Naqvi et al,

2020) . Mais de 400.000 mortes associadas ao rotavírus foram registradas globalmente em 2008 (Tate et al., 2012). A aplicação da vacina como principal estratégia de controlo levou a uma redução significativa dos casos infectados (Tate et al., 2016). Vários surtos associados à contaminação das águas com rotavírus foram relatados em vários países (Braeye et al., 2015; Mellou et al., 2014).

2.2. Vírus emergentes com potencial para transmissão através da água:

Estudos recentes indicaram vírus emergentes com potencial para transmissão através da água que estão relacionados a pelo menos sete famílias, como na **Figura 2**.

2.2.1. *Coronaviridae:*

Os Coronavírus (CoVs) são vírus com um único gene de RNA de sentido positivo de natureza não segmentada e são divididos de acordo com a análise filogenética em quatro gêneros (*Alfa, Beta, Gama e Delta-CoVs*) dentro da família *Coronaviridae* (ICTV, 2019). Durante muitos anos, dois *Alphacoronaviruses* (HCoV-229E, HCoV-NL63) e dois *Betacoronaviruses* (HCoV-OC43 e HCoV-HKU1) foram associados a uma "epidemia" de infecção respiratória leve e auto-limitada em humanos, nomeadamente a gripe comum (Mostafa et al., 2020). Esta lista de vírus corona humanos foi recentemente alargada com a adição de três *Betacoronavírus* humanos altamente patogénicos, o Coronavírus da Síndrome Respiratória Aguda Severa (SRA-CoV) em 2003, o Coronavírus da Síndrome Respiratória do Médio Oriente (MERS-CoV) em 2013, e o Coronavírus da Síndrome Respiratória Aguda Severa (SRA-CoV-2) em 2019. Embora os vírus corona humanos sejam principalmente vírus respiratórios e o seu principal modo de transmissão seja o contacto pessoa-a-pessoa através das secreções respiratórias, a via fecal-oral pode ser também uma possível via de transmissão viral. HCoV-OC43, HCoV-HKU1, HCoV-229E, HCoV-NL63, SARS-CoV e MERS-CoV foram detectados em amostras fecais de alguns pacientes infectados (Drosten et al., 2013). Os materiais genéticos da SRA-CoV foram detectados nas águas residuais dos hospitais chineses que foram usadas para o tratamento de doentes infectados (Wang et al., 2005). Durante um surto da SRA-CoV em 2003, as evidências de transmissão viral através de aerossóis

suspeitou-se de águas residuais em Amoy Gardens em Hong Kong (McKinney et al., 2006). A análise dos metagenomas de biossólidos de estações de tratamento de águas residuais nos EUA indicou a presença de HCoV-229E e HCoV-HKU1 (Bibby et al., 2011). A infecção do tracto gastrointestinal do SRA-CoV-2 tem sido repetidamente registada (Guan et al., 2020). Um estudo recente das crianças infectadas pelo SRA-CoV-2 mostrou que algumas delas testaram positivo em esfregaços rectos recolhidos mesmo após os testes nasais terem sido negativos (Xu et al., 2020). Este resultado aumenta a possibilidade de transmissão fecal-oral. A presença de RNA viral do SRA-CoV-2 foi relatada em águas residuais em Itália, Espanha, Holanda, França, e Paquistão (OMS, 2020). Ahmed e o seu grupo reportaram a primeira indicação para a ocorrência da SRA-CoV- 2 em águas residuais não tratadas na Austrália (Ahmed et al., 2020). Outro grupo em Massachusetts, EUA, detectou a presença do SRA-CoV-2 em títulos elevados em águas residuais (OMS, 2020).

2.2.2. *Orthomyxoviridae:*

Os vírus da gripe são membros da família *Orthomyxoviridae* que inclui o Influenza A, B, C, e

D (ICTV, 2019). Os vírus da gripe são vírus RNA de sentido negativo de uma só cadeia de vírus de natureza segmentada (Condit, 2013). O Influenza A, B e C são comumente detectados em humanos. Os principais reservatórios naturais da gripe A são aves aquáticas selvagens. Embora a transmissão fecal-oral da influenza represente a principal via de transmissão viral entre aves selvagens e domésticas, pouco se sabe sobre a transmissão fecal-oral dos vírus da influenza aviária (AIVs) para humanos via água contaminada (Webster et al., 1992). Após a disseminação do AIV de aves infectadas na água, o vírus permanece ambientalmente persistente e infeccioso, predominantemente em água doce (4°C, 17°C) (Brown et al., 2007). A persistência destes vírus pode ameaçar tanto as aves como os mamíferos. A vigilância dos AIV nas águas superficiais e sedimentos, incluindo questões biológicas, pode ser bastante útil e deve ser incluída na vigilância global dos AIV. A detecção de vírus influenza em amostras de água e sedimentos é um desafio devido à ausência de técnicas padronizadas de amostragem, métodos de concentração de vírus e detecção de vírus. Em condições experimentais, os vírus da influenza (H1N1, H4N6, H5N1, e H6N8) persistem no sedimento do lago por mais tempo que as fezes e a carne de pato (Nazir et al., 2011). Assim, este grupo de investigação sugeriu que o sedimento lacustre pode actuar como uma fonte a longo prazo de vírus da gripe no habitat aquático, enquanto que os vírus podem permanecer infecciosos durante longos períodos de tempo nas fezes e carne de pato a baixas temperaturas, permitindo a persistência dos vírus no ambiente durante o Inverno. O isolamento dos vírus da gripe a partir de amostras de água requer partículas virais infecciosas com títulos virais mínimos. Numberger et al. 2019. foram capazes de detectar vírus influenza em 38,8% das amostras de sedimentos coletadas em vários lagos, mas tinham problemas associados ao isolamento destes vírus.

2.2.3. *Polyomaviridae:*

Os poliomavírus são vírus de DNA de dupla cadeia circular, não envelopados, com um tamanho de virião de aproximadamente 40-45nm (Condit, 2013). Pode desenvolver-se uma infecção viral assintomática por nefropatia e cancro devido à infecção com espécies específicas de poliomavírus. Várias espécies de poliomavírus humanos foram detectadas na urina e nas fezes e isto sugere uma via de transmissão fecal-oral (Liu et al., 2016). O baixo nível de poliomavírus foi detectado na água de esgoto, indicando que a propagação do vírus pode ser realizada através do consumo de água e comida (Bofill-Mas et al., 2013). Vários poliomavírus incluindo JC, BK e Merkel foram caracterizados em esgotos e águas superficiais de vários países (Comerlato et al., 2017).

2.2.4. *Papillomaviridae:*

Os papilomavírus humanos são vírus não-envelopados com genoma de DNA de dupla cadeia e 50-60 nm de diâmetro (Condit, 2013). As infecções humanas com este tipo de vírus levam a uma grande variedade de manifestações clínicas, incluindo a formação de verrugas na cavidade oral, nos genitais e nas mãos. Certos tipos de papilomavírus humanos (16, 18 e 66) estão envolvidos em cancros cervicais e genitais. Vários estudos epidemiológicos indicaram a presença de papilomavírus humanos em águas de piscinas e águas residuais (Hamza e Hamza, 2018; La Rosa et al., 2015).

2.2.5. *Picobirnaviridae:*

Os Picobirnaviruses são vírus RNA bi-segmentados de dupla cadeia com 35 nm de diâmetro (Condit, 2013). Estes vírus foram amplamente detectados em águas residuais e superficiais (Hamza et al., 2011).

2.2.6. *Parvoviridae:*

A primeira descrição do bocavírus humano (HBoV) foi em 2005 a partir de amostras respiratórias (Allander et al., 2005) e classificou-o como membro de *Parvoviridae* (ICTV, 2019). Os HBoVs são vírus não-envelopados com genoma de DNA de cadeia única. Os HBoVs causam infecções respiratórias leves e sintomas de gastroenterite. A prevalência dos genótipos do HBoV tem sido amplamente identificada em amostras de água coletadas de diferentes fontes (Hamza et al., 2009).

2.2.7. *Anelloviridae:*

A família *Anelloviridae* inclui o gênero *Alphatorquevirus*, que engloba muitas espécies de - vírus de DNA não-envelopados, de sentido negativo, circulares de cadeia única, como o TTV (transfusion transmitted virus) ou o vírus Torque teno (ICTV, 2019). A primeira caracterização do vírus TTV foi em um paciente japonês em 1997 (Nishizawa et al., 1997). A TTV é amplamente prevalente em populações rurais e urbanas sem quaisquer efeitos patológicos específicos. A alta taxa de detecção da TTV nas fezes e sua estabilidade em diversas condições ambientais sugerem a possibilidade de utilizá-la como índice viral (Verani et al., 2006). A TTV foi detectada em águas residuais, águas superficiais e água potável (Hamza et al., 2011; Vecchia et al., 2013).

Capítulo 3

3. Avaliação de vírus humanos na água:

Uma vez que os vírus transportados pela água estão geralmente presentes com um teor relativamente baixo de vírus na água contaminada, a detecção de vírus em amostras de água bruta é um método ineficaz. Assim, vários estudos estabeleceram técnicas para concentrar vírus de diferentes amostras ambientais de água em volumes menores para melhorar o isolamento de vírus usando cultura celular e/ou identificação diferente (Ikner et al., 2012). Na próxima secção, serão revistos os últimos conhecimentos associados aos métodos de avaliação de vírus entéricos humanos em ambientes aquáticos, desde a amostragem até aos métodos de detecção.

3.1. Amostragem:

Em relação à amostragem de água de diferentes fontes ambientais para análise virológica, surge uma grande questão: "O que é uma amostra representativa de água e volume?" A alta concentração do título de vírus pode ser detectada a partir de volumes relativamente limitados de amostras de lodo, bem como de águas residuais (100ml-2L), enquanto um grande volume de amostras deve ser necessário para a detecção de vírus a partir da superfície, recreação e água potável (>10L) devido à concentração significativamente menor de título viral (Ikner et al., 2012). Vários fatores como volume de amostra, qualidade da água, tempo de amostragem e armazenamento de amostras são muito importantes porque afetam as seguintes técnicas que incluem concentração, isolamento e detecção de vírus.

3.2. Concentração de vírus a partir de amostras de água:

Um método ideal de concentração de vírus deve ser fácil de aplicar, rápido, eficiente, acessível, aplicável em campo, barato, aplicável a uma vasta gama de vírus, reprodutível e capaz de concentrar partículas viáveis de vírus num curto espaço de tempo. Infelizmente, não existe um único método capaz de preencher os critérios acima. Embora vários grupos de pesquisa tenham feito o seu melhor para melhorar a recuperação de vírus transportados pela água de diferentes fontes ambientais, não existe um método padrão que possa dar resultados consistentes.

Existem três métodos principais atualmente utilizados para concentração de vírus, incluindo técnicas de adsorção-eluição, ultrafiltração e ultracentrifugação. A seleção de cada técnica depende de vários fatores, incluindo tipo de água, tipo de vírus, e quantidade e qualidade das amostras de água. As vantagens e desvantagens de cada método utilizado para a concentração de vírus são ilustradas na **Tabela 1**. Estes métodos geralmente consistem em dois estágios de processos de concentração. O primeiro estágio (concentração primária) reduz a amostra inicial coletada para 100-1000 ml. A segunda etapa (concentração secundária) reduz o volume da amostra para poucos mililitros.

3.2.1. Adsorção-eluição:

Pontos isoelétricos de vírus transmitidos pela água, pH da água e concentração de sal têm papel essencial neste método (Karim et al., 2009). Vários protocolos foram estabelecidos para a concentração de vírus usando o método de adsorção-eluição. A etapa primária de concentração da adsorção-eluição baseia-se na ligação eletrostática de vírus em amostras de água bruta e meios eletropositivos (Nylon, 1 MDS, filtro NanoCeram) ou eletronegativos (nitrocelulose, HA, fibra de vidro, celulose) (Karim et al., 2009). A maioria dos vírus transmitidos pela água são carregados negativamente e adsorvidos à matriz electronegativa no caso da presença de sais divalentes ou trivalentes (MgCh ou AlCh) ou em condições ácidas (pH 3,5) (Wallis et al., 1972). Os filtros eletropositivos têm sido amplamente utilizados no estágio de concentração primária dos vírus transmitidos pela água. O uso de filtros eletropositivos não requer tratamento prévio de amostras de água. O filtro eletropositivo 1 MDS é recomendado (Karim et al., 2009). Após o processo de adsorção do vírus ao filtro apropriado, os vírus são dessorados usando uma solução de eluição proteica ligeiramente alcalina que normalmente tem um extrato de carne bovina (pH 9,0-9,5) (Horman et al., 2004; Karim et al., 2009). O estágio de concentração secundária do eluato é essencial para reduzir o volume antes da etapa de detecção. Para alcançar esta etapa, pode-se utilizar floculação orgânica, precipitação de polietilenoglicol e leite desnatado (Ikner et al., 2012). Os métodos de adsorção-eluição podem causar inativação viral e inibição de PCR devido ao ajuste de pH e presença de matérias orgânicas.

3.2.2. Ultrafiltração:

É um método alternativo de concentração de vírus a partir de um grande volume (>50L). A técnica de ultrafiltração depende do tamanho molecular do vírus na amostra de água e não de sua carga elétrica (Quigley, 1949). O sistema de ultrafiltração inclui cartuchos de fibra oca que permitem que moléculas menores que seu tamanho de poros passem através da membrana e retenham moléculas maiores (Lee et al., 2017). O volume final depende da capacidade do aparelho e do tamanho da coluna (10-100 KDa). Com base no volume obtido da amostra concentrada, o estágio de concentração secundária pode ser necessário ou não. O sistema de ultrafiltração tem sido utilizado após o estágio de concentração primária do método de adsorção como estágio de concentração secundária (Divizia et al., 1989). Os métodos de ultrafiltração são muito simples e eficientes, e não métodos de adsorção-eluição (**Tabela 1**).

Tabela 1: As vantagens e desvantagens dos métodos utilizados para a concentração de vírus a partir de amostras de água

Method	Advantages	Disadvantages
Adsorption-elution	Economical, applicable to a wide range of viruses, available data to determine its effectiveness with multiple viral pathogens.	Multistep, slow filtration rate, requires preconditioning of water sample or filter before concentration, not easily field-deployable, depends on water characteristics, affect virus infectivity, introduces inhibitors for molecular detection.
Ultrafiltration	Inexpensive, several pathogen concentration, field applicable, no preconditioning of water sample required, quick, doesn't affect virus infectivity, no inhibitors for molecular detection.	Clogging can be caused by turbid water, limited researches to determine its effectiveness with several viral pathogens.
Ultracentrifugation	Easy, several pathogen concentration, Inexpensive, no water sample preconditioning needed, quick, doesn't affect virus infectivity, no inhibitors for molecular detection.	Not easily field applicable, limited researches to determine its effectiveness with several viral pathogens.

3.2.3. Ultracentrifugação:

A ultracentrifugação é utilizada como método directo, simples e eficaz para a concentração de vírus a partir de amostras de água (Prata et al., 2012). As amostras de água podem ser simplesmente manipuladas sob o pH natural das amostras coletadas e a fase de eluição não é necessária. Pelo método de ultracentrifugação, todos os vírus nas amostras de água coletadas podem ser liquidados usando uma *força g* suficiente (>100.000) durante um período de tempo adequado (1-2 horas) (Prata et al., 2012). A aplicabilidade da ultracentrifugação nos grandes volumes de água consome muito tempo. O método de ultracentrifugação pode ser utilizado como um passo secundário para a concentração de vírus. O método de ultracentrifugação para recuperação de vírus de águas residuais e recreativas foi mais eficiente do que o método de floculação orgânica mais comumente utilizado (Prata et al., 2012). A ultracentrifugação não introduz inibidores em métodos de detecção adicionais e não afeta a estrutura da comunidade viral nem a infectividade viral (Fumian et al., 2010; Prata et al., 2012).

3.3. Detecção de vírus humanos na água usando a cultura de células:

A quantificação dos vírus contagiosos presentes na água é necessária para definir o risco associado a esses vírus e utilizar a estratégia de controle adequada para erradicar ou reduzir esses riscos a um nível aceitável (Gerba e Betancourt, 2019). Antes do desenvolvimento de técnicas moleculares para a avaliação de vírus ocorrer na água, a propagação de vírus em cultura celular era o único método disponível.

Dois tipos de métodos de cultura de células têm sido usados para isolamento, detecção e quantificação de vírus a partir de amostras de água, conforme revisto por Gerba e Betancourt, (2019): cultura primária de células e cultura contínua de células. A cultura de células primárias é preparada directamente a partir de órgãos de animais e depois optimizada para condições de cultura. As células primárias podem ser cultivadas para um número limitado de passagens celulares. Por outro lado, as linhas de células contínuas de primatas humanos e não humanos têm a capacidade de ser cultivadas para um número indefinido de passagens e este tipo de cultura de células é comumente usado hoje em dia para isolamento, propagação e titulação de vírus. No último centenário, a especificidade da infecciosidade do vírus para uma linha celular específica era comumente usada como um critério distinto para a identificação do vírus. Com o acúmulo de pesquisas associadas à gama de vírus hospedeiro, várias linhas de células contínuas foram usadas para isolamento e caracterização de um único vírus

(**Tabela 2**). As células do macaco verde búfalo (BGM), foram recomendadas para a cultura de diferentes vírus transmitidos pela água, incluindo enterovírus, coxsackievírus e poliovírus (Dahling et al., 1974; Dahling e Wright, 1986). Os dados recolhidos na Tabela 2 indicam que não foi possível utilizar uma única linha celular para todos os vírus transportados pela água. Vários factores podem afectar o isolamento do vírus e a propagação de vírus transportados pela água nas linhas celulares, incluindo tipo de linha celular, número de passagem da linha celular, condições de cultura, qualidade e quantidade de inóculo. Diferentes amostras de água concentrada de diferentes fontes podem incluir compostos tóxicos para as células durante a detecção de vírus. A toxicidade pode estar associada a metais na água, metabolitos secundários microbianos na água, ou aos reagentes utilizados para concentração de vírus a partir de amostras de água (Gerba e Betancourt, 2019). Para reduzir os efeitos citotóxicos associados a um inóculo incluindo vírus infecciosos, vários métodos têm sido aplicados, incluindo diluição do inóculo, clarificação da amostra usando centrifugação de alta velocidade, filtração e precipitação catiónica de polielectrólitos (Hurst e Goyke, 1983).

A capacidade do vírus de infectar linhas celulares depende particularmente da presença de receptores de superfície celular e sua capacidade de se replicar dentro deste tipo de células (Gerba e Betancourt, 2019). Pela replicação do vírus, algumas células desenvolvem alterações morfológicas (efeitos citopáticos (CPE)) que podem ser observadas sob microscópio de luz invertida. Alguns vírus podem não desenvolver efeitos citopatológicos óbvios devido à sua replicação limitada. **A tabela 2** mostra as susceptibilidades das linhas celulares comumente utilizadas para a propagação e detecção de vírus de água humana. Usando o método de cultura celular, o número de partículas de vírus em amostras de água pode ser calculado usando o ensaio de titulação de placa (Grabow and Coubrough, 1986; Tani et al., 1995). A infecciosidade do vírus pode ser medida através do ensaio de 50% de dose infecciosa em cultura de tecidos (TCID50). Viriões individuais podem ser reconhecidos por microscópio eletrônico que mostra mais detalhes da morfologia do vírus e seu tamanho.

Tabela 2¥: Susceptibilidades das linhas celulares comumente usadas para isolamento de vírus humanos

Cell line/ Virus*	Aden	Cox-A	Cox-B	Echo	Pol	Reo	Rota	Astro	Flu	CoV
293	+	+	+	ND	+	+	ND	-	+	ND
A549	+	ND	ND	ND	ND	ND	ND	-	+	+
BGM	+	+	+	+	+	+	+	-	ND	+
RMS	-	+	-	+	+	ND	+	-	ND	ND
Caco-2	+	+	+	ND	+	+	ND	+	+	+
Vero	+	ND	+	ND	ND	-	ND	+	+	+
HEp-2	+	-	+	-	+	+	ND	-	+	ND
CMK	+	+	+	ND	+	ND	ND	-	+	ND
MDCK	+	ND	ND	ND	ND	ND	+	-	+	+

': Adaptado e modificado de Gerba e Betancourt, 2019. 293: Rim embrionário humano; A549: Adenocarcinomic alveolar humano; BGM: Buffalo Green Monkey; RMS: Rabdomiossarcoma humano; Caco-2: Adenocarcinoma colorretal humano; Vero: Macaco verde africano; HEP-2: epitelial humano tipo 2; CMK: rim de macaco cinomolgos; MDCK: Madin-Darby Canine Kidney. Aden: Adenovírus; Cox-A: Coxsackievirus A; Cox-B: Coxsackievirus B; Echo: Echovirus; Pol: Poliovírus; Reo: Reovírus, Rota: Rotavirus; Astro: Astrovírus; Gripe: Influenza; CoV: Coronavírus. Um sinal "+" indica a susceptibilidade de replicação enquanto que um sinal "-" indica a ausência de replicação. Um "ND" indica que não há dados disponíveis.

3.4. Métodos Moleculares:

Vários métodos moleculares foram desenvolvidos para detectar ácidos nucleicos virais em amostras de água do ambiente e foram recomendados em vez de outros devido à sua alta especificidade e sensibilidade. Antes da aplicação de qualquer técnica molecular, a extração do RNA/DNA viral deve ser realizada. Uma variedade de protocolos manuais bem estabelecidos pode ser usada para purificar os ácidos nucléicos virais de amostras de água concentrada ou cultivada. Além disso, vários kits comerciais estão disponíveis para purificação e extração de materiais genéticos a partir de amostras de água concentrada. Vários métodos moleculares foram utilizados para a detecção de vírus de ambientes aquáticos.

3.4.1. Reacção em cadeia da polimerase (PCR):

Embora a cultura de células seja considerada como método dourado padrão para avaliação de vírus humanos em água, os ácidos nucleicos de vírus não infecciosos podem ser detectados utilizando a PCR. Para melhorar a sensibilidade, especificidade e eficácia da detecção de vírus, foram realizadas modificações na técnica básica de PCR. Assim, vários tipos de métodos baseados na PCR foram estabelecidos.

3.4.1.1. PCR/RT-PCR convencional:

A PCR convencional ou transcriptase reversa (RT)-PCR foi implementada para a detecção de todos os tipos de vírus transmitidos pela água (Gratacap-Cavallier et al., 2000; Griffin et al., 1999; Staggemeier et al., 2015). A PCR/RT-PCR convencional é um método mais rápido e barato do que a cultura de células, e tem alta sensibilidade, bem como alta especificidade (Griffin et al., 1999). Contudo, a PCR/RT-PCR convencional tem limitações, tais como a necessidade da etapa de electroforese em gel e a incapacidade de quantificar o vírus detectado positivo (Villar et al., 2007). Algumas vezes, a especificidade da PCR/RT-PCR convencional precisa ser confirmada através do seqüenciamento dos amplicons.

3.4.1.2. PCR aninhado/semi-ninhado:

Este tipo de PCR foi estabelecido para aumentar a sensibilidade da PCR/RT-PCR convencional (Chapron et al., 2000). Devido ao número limitado de partículas de vírus em amostras de água, uma única PCR pode não ser suficiente para a detecção do vírus. Assim, o segundo ciclo de PCR pode amplificar as regiões internas de amplicons produzidos a partir do primeiro ciclo. A PCR aninhada/semi aninhada tem um risco potencial de contaminação. Além disso, a PCR aninhada/semi-nestada foi implementada para a detecção de todos os tipos de vírus transmitidos pela água (Haramoto et al., 2018; Kim et al., 2008a).

3.4.1.3. PCR Multiplex:

O ensaio de PCR Multiplex é uma detecção simultânea de vários vírus numa única reacção, utilizando uma variedade de conjuntos de iniciadores para cada vírus. Poupa tempo e custos. Este tipo de PCR necessita de uma extensa optimização das condições do perfil térmico para evitar a formação de dímeros primários e produtos não específicos. Reagentes específicos e otimização do perfil térmico podem superar os inconvenientes mencionados anteriormente. O método Multiplex RT-PCR foi desenvolvido para testar amostras ambientais de água para vírus humanos em água (Lee e Jeong, 2004).

3.4.1.4. PCR em tempo real:

Uma PCR em tempo real, ou PCR quantitativa (qPCR), é um método baseado na PCR que permite a amplificação de uma sequência alvo com quantificação das cópias do seu genoma numa amostra testada. Vários sistemas de PCR em tempo real foram desenvolvidos e todos eles dependem de um repórter florescente. Para determinar a concentração do vírus alvo, deve ser estabelecida uma curva padrão. A detecção de múltiplos alvos numa amostra ao mesmo tempo é possível com ensaios de PCR multiplex em tempo real que utilizam diferentes repórteres florescentes (baseados em filtros no instrumento) (Kang et al., 2013). As concentrações virais de vírus humanos em diferentes águas ambientais têm sido conduzidas usando qPCR (Haramoto et al., 2018). As concentrações (cópias de material genético viral/litro) de alguns vírus humanos detectados em diferentes tipos de água foram coletadas de literaturas e ilustradas na **Figura 3**. Entre os vírus humanos detectados, os astrovírus têm a maior concentração viral em águas residuais não tratadas e tratadas, enquanto os aichivírus têm o maior título em águas superficiais. A PCR em tempo real tem sido aplicada para investigar surtos de vírus transportados pela água em diferentes amostras ambientais de água (Ahmed et al., 2020; Haramoto et al., 2018; Kang et al., 2013).

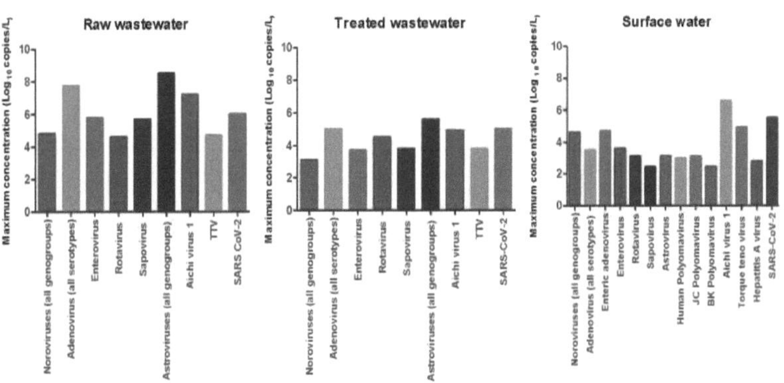

Figura 3: A concentração máxima de título viral do vírus humano detectado em águas residuais brutas, águas residuais tratadas e águas superficiais.

3.4.1.5. PCR digital:

A PCR digital (dPCR) é uma PCR de próxima geração para refinamento de métodos de PCR qPCR e convencionais (Vogelstein e Kinzler, 1999). Ela consiste em dividir a reação de detecção em milhares de partições independentes no mesmo tubo e cada uma delas atua como reação individual. O número total de positivos e negativos de sub-reações é então calculado; esta quantidade se correlaciona diretamente com o número total de alvos na amostra inicial. Assim, a quantidade do alvo pode ser calculada diretamente usando métodos estatísticos (Vogelstein e Kinzler, 1999). A dPCR tem sido utilizada para detectar e quantificar vírus humanos em diferentes tipos de água, indicando a sua aplicação bem sucedida em condições realistas (Monteiro e Santos, 2017). Na verdade, existem várias vantagens da aplicação da dPCR em relação aos convencionais e qPCR no campo da virologia ambiental, incluindo baixo limite de detecção, alta sensibilidade e tolerância a inibidores ambientais e práticos (Hoshino e Inagaki, 2012). Como seus instrumentos e kits comerciais são mais caros, este método é raramente utilizado para a detecção de vírus na água. Vários estudos recentes têm usado o dPCR para quantificar vírus entéricos humanos para avaliação da qualidade da água (Martinez-Hernandez et al., 2019).

3.4.2. Ensaio de amplificação baseada em sequência de ácidos nucleicos (NASBA):

Em temperatura única, o RNA alvo pode ser amplificado usando o ensaio NASBA (Deiman et al., 2002). Uma vantagem deste ensaio é a possibilidade de excluir o instrumento termociclador, outra vantagem é que o tempo total da reacção é menor do que a PCR (Deiman et al., 2002). Esta técnica e sua aplicação em materiais ambientais tem sido extensivamente estudada durante a última década. Vários vírus humanos foram avaliados em diferentes amostras de água usando o ensaio NASBA, incluindo enterovírus, norovírus, HAV e rotavírus (Rutjes et al., 2005; Rutjes et al., 2006). O ensaio NASBA é mais sensível que o RT-PCR e não é afectado por inibidores (Rutjes et al., 2006).

3.4.3. Microarray:

Microarrays são uma tecnologia de triagem de alta produtividade capaz de detectar milhares de alvos em uma única execução. Microarrays usam sondas oligonucleotídeas complementares para detectar seqüenciamento de alvos. Os microarrays são amplamente utilizados para exibir a expressão gênica, detectar mutações específicas e detectar múltiplos microorganismos em amostras ambientais (Gilbride, 2014). Em microarrays, as sondas são principalmente imobilizadas em uma membrana com formato de linha blot, superfícies sólidas, ou ligadas a micro esferas (Chizhikov et al., 2002). Os métodos de microarranjo têm sido aplicados em estudos ambientais e avaliados para detecção de vírus. Estes estudos revelaram que as ferramentas de microarranjo têm grande potencial como ferramentas específicas, sensíveis e quantitativas de alto rendimento paralelo para caracterização de vírus em amostras ambientais (Perot et al., 2017). Os microarrays têm sido utilizados para a caracterização simultânea de

detecção de vários vírus entéricos (Kim et al., 2012). Microarray tem sido usado para detectar coronavírus humanos em águas residuais através da vigilância ambiental nos EUA para detectar e caracterizar vírus patogênicos em esgotos municipais (Wong et al., 2013).

3.4.4. Metagenomics Sequencing:

A identificação de alto rendimento de vírus em amostras pode ser determinada aleatoriamente usando metagenómica, atribuindo os resultados obtidos no sequenciamento aos genomas de referência. Existem dois tipos de sequenciamento metagenómico: Sequenciação Sanger associada a metagenómica e metagenómica Next Generation Sequencing (mNGS). Os primeiros estudos metagenómicos para determinar as comunidades de viromas marinhos foram conduzidos usando amplificação de amplicons aleatórios para desenvolver bibliotecas amplificadas de ligação, clonagem e sequenciação Sanger (Breitbart et al., 2002). O campo do NGS está se expandindo rapidamente durante a década atual e novas atualizações para melhorar esta tecnologia são lançadas diariamente. O número de publicações associadas com as palavras-chave "metagenómica" e "água" indica que esta tecnologia é mais aplicada para determinar contaminantes em águas superficiais do que água potável e águas recuperadas (Hong et al., 2020). Várias plataformas NGS foram desenvolvidas, incluindo as plataformas 454 pyrosequencing, Ion Torrent, Nanopore, diferentes versões Illumina, e PacBio. Esta tecnologia levou à descoberta de novos vírus associados ao homem em diferentes ambientes aquáticos (Tang e Chiu, 2010). Existe um forte potencial nesta tecnologia para rastrear a transmissão da SRA - COV-2 nas águas residuais comunitárias através da análise do SRA-CoV-2.

3.4.5. Biossensores:

O Biosensor é um dispositivo bioanalítico portátil que consiste principalmente de um analista, receptor, transdutor e leitor de sinais. Os Biosensores podem detectar qualquer interação bioquímica (Aizawa, 1990). Existem três tipos principais de biossensores, incluindo óptico (por exemplo, luminescência e absorção), eletroquímico (por exemplo, corrente e tensão), e mecânico (eletromagnético). Os biossensores têm sido usados para detecção de vírus na água, amostras clínicas e alimentos (Anik et al., 2016). O Biosensor permite a detecção de vírus em poucos minutos com alta sensibilidade e especificidade. Análises de amostras ambientais usando biossensores são baratas em comparação com outros métodos moleculares (25$/amostra de água). Biosensores não são afetados por inibidores de métodos moleculares, que estão presentes extensivamente nas amostras de água concentrada (Hashemi Goradel et al., 2018). Várias abordagens para o desenvolvimento de biossensores têm sido conduzidas para detectar uma variedade de vírus de origem hídrica, incluindo norovírus, rotavírus, coronavírus e subtipos de influenza H3N2, H1N1 e H5N1 (Cesewski e Johnson, 2020).

Capítulo 4

4. Controlo de vírus humanos na água:

Devido às enormes diferenças nas características dos vírus e nas suas características epidemiológicas e patológicas, não existe uma abordagem única e mágica para o controlo. Esta seção cobrirá abordagens úteis para vários graus de controle de vírus humanos potencialmente transmitidos através da água.

4.1. Processos de tratamento de água:

Um dos desafios enfrentados pela tecnologia de tratamento de água é como controlar/eliminar eficazmente os vírus transmitidos pela água, utilizando um método seguro, eficiente e barato. A eliminação dos vírus transportados pela água através dos tratamentos convencionais de água é difícil, considerando o seu tamanho, pois são muito menores que outros microorganismos e resistentes a vários desinfetantes como os adenovírus, que são altamente resistentes à inativação por UV (Rames et al., 2016). Na seção seguinte, destacarei os méritos, deméritos e limitações das atuais tecnologias de tratamento de água para controlar vírus em águas residuais, e água potável com base na literatura mais recente.

4.1.1. Remoção física:

Existem vários tipos de tecnologias físicas utilizadas para remoção viral em processos de tratamento de água, incluindo a filtração química assistida, a filtração por areia e a filtração por membrana. Em geral, a remoção de vírus de diferentes fontes de água pode ser desafiada devido às suas variações de tamanho (20 a 350 nm), ponto isoelétrico (1,9 a 8,4) e hidrofobicidade (Michen e Graule, 2010). Devido a esses fatores, sua remoção pode variar para um determinado processo de tratamento.

4.1.1.1. Filtração assistida por químicos:

Esta tecnologia inclui quatro etapas: coagulação, floculação, sedimentação e clarificação. A etapa de coagulação visa desestabilizar as partículas coloidais na água, incluindo vírus que ajudam no processo de acumulação eficiente durante a floculação e são posteriormente removidos através da sedimentação e clarificação (Derx et al., 2013). Em geral a remoção de vírus da água utilizando esta tecnologia depende principalmente do grau de optimização do processo e do tipo de vírus na água (Leiknes, 2009). A utilização de sistemas de filtragem assistidos por químicos nas plantas deve ser capaz de remover uma média de 2 logs de vírus entéricos (Derx et al., 2013). Para conseguir isso, é fundamental otimizar a etapa de coagulação e floculação (Derx et al., 2013). Esta tecnologia é altamente eficaz, mas necessita de um elevado trabalho operacional entre o ajuste dos processos de floculação/coagulação e a retrolavagem do filtro (Patole et al., 2013).

4.1.1.2. Filtragem de areia:

A filtração lenta de areia consiste em água não tratada passando por uma camada de areia submersa por gravidade a um ritmo lento. O crescimento microbiológico ocorre no leito de areia (Hijnen et al., 2004). Portanto,

patógenos e outras substâncias se acumulam na superfície para formar uma camada gelatinosa "schmutzdecke" durante os primeiros dias de operação (Hijnen et al., 2004). Durante o fluxo de água crua através do leito de areia, o vírus se liga ao filtro e ao biofilme, bem como a inativação do vírus por processos biologicamente mediados. Relatórios piloto mostraram que a temperatura e a idade do schmutzdecke são parâmetros operacionais importantes que afetam a remoção viral em filtros de areia lentos (Matuzahroh et al., 2020). Os filtros de areia lentos devem ser limpos regularmente e mantidos para serem eficazes. Um número limitado de relatórios em escala real sobre vírus entéricos mostrou que remoções na faixa de 0,6 a 4,0 logs podem ser realizadas por tratamento de filtração de areia (Schijven et al., 2013).

4.1.1.3. Filtração por membranas:

O tratamento de água potável utiliza actualmente quatro tipos de membranas de pressão: microfiltração (MF), ultrafiltração (UF), nano-filtração (NF) e osmose inversa (RO). As membranas são geralmente classificadas com base no tipo de substâncias que removem, na pressão funcional e no tamanho dos poros, ou no corte do peso molecular. MF e UF são conhecidas como membranas de baixa pressão e são utilizadas para a remoção de microorganismos (Ochando-Pulido et al., 2015). Entretanto, em comparação com outros grandes patógenos microbianos, o pequeno tamanho dos vírus pode resultar em menos remoção. NF e RO são conhecidas como membranas de alta pressão e são utilizadas para a remoção de substâncias orgânicas. Os modos de ação MF e UF dependem do tamanho do vírus e da repulsão eletrostática entre o filtro e os vírus (Wickramasinghe et al., 2005).

Poucos dados estão disponíveis usando processos de membrana para eliminar vírus entéricos durante o tratamento da água potável. Devido ao tamanho dos poros, que geralmente varia de 0,05 a 17 horas, as membranas MF não oferecem uma barreira física absoluta contra os vírus. Estudos piloto, no entanto, encontraram remoções de registros de vírus de águas superficiais, subterrâneas e desionizadas usando uma variedade de membranas MF. Várias modificações nas membranas MF foram conduzidas para reduzir vírus na água potável através do tratamento com polímeros catiônicos e agentes antivirais (Rana e Matsuura, 2010).

As membranas UF têm capacidade de atingir um alto nível de remoção viral de até 4 logs devido ao tamanho dos poros variando entre 0,005 e 0,05pm. Assim, a escolha de um tamanho apropriado de poro da membrana de ultrafiltração tem um papel essencial na remoção de água de contaminantes virais. Estudo anterior mostrou que as membranas UF (MWCO 10- 500 kilo Daltons) podem realizar entre 3 e > 7 toras de remoção viral (Jacangelo et al., 2006). Vários estudos confirmaram que as membranas UF com MWCOs superiores a 100kDa foram capazes de remover de 3 a 5 logs de poliovírus tipo 1, e HAV (Shirasaki et al., 2017; Simmons et al., 2011). A evidência em escala real é muito restrita na eliminação de vírus entéricos no tratamento de água potável usando membranas UF (Shirasaki et al., 2017). Estudos mostraram que

uma membrana UF (0.04pm pore size) pode remover de 4.6 a 7.0 logs de vários vírus entéricos incluindo norovírus, rotavírus, enterovírus e adenovírus (Hofmann, 2015). Em geral, as membranas UF, NF e RO podem alcançar mais de 4 logs de remoção viral (Hofmann, 2015). Portanto, as quebras de integridade podem comprometer a eficácia da membrana. Portanto, o monitoramento frequente da integridade da membrana é crítico.

4.1.2. Inactivação física:

4.1.2.1. Inativação ultravioleta (UV):

O tratamento UV da água é realizado pela passagem da água através de um tubo de cordeiros UV. Cordeiros UV de 254 nm são capazes de degradar os materiais genéticos de muitos vírus RNA e DNA como adenovírus, rotavírus, calicivírus, vírus da poliomielite, vírus coxsackie e vírus da hepatite A (Hofmann, 2015). O tratamento de água com UV não produz nenhum subproduto perigoso. O UV é geralmente usado em combinação com cloro ou barreiras físicas no tratamento de água potável no Canadá (Hofmann, 2015).

Na prática, a dose UV fornecida nas estações de tratamento em escala real depende de uma série de variáveis, incluindo o perfil hidráulico do reator, a vazão, a distribuição de água-UV, a força UV, a saída da lâmpada, o envelhecimento da lâmpada, a sujeira e os mecanismos de inativação de patógenos (Bolton and Cotton, 2008; Templeton et al., 2005).

Dos inconvenientes do tratamento UV, não protege contra a recontaminação nos sistemas de distribuição (EP A, 2006). Além disso, alguns vírus de DNA (como adenovírus) são resistentes a doses padrão de tratamento UV devido à sua capacidade de reparar os danos em seu DNA (Calgua et al., 2014). O tratamento combinado é necessário para aumentar o nível de redução, uma vez que o tratamento UV sozinho em condições laboratoriais bem definidas e controladas não pode proporcionar 100% de inibição (Hofmann, 2015). Outra preocupação importante é a presença de partículas de ácido húmico e coagulantes que se demonstrou terem um impacto significativo na eficácia da desinfecção UV (Templeton et al., 2005).

Outra grande preocupação são as lâmpadas, incluindo a sua fabricação e operação, manutenção e eliminação, que requerem grandes quantidades de energia durante a sua vida útil (Hofmann, 2015). No que diz respeito à manutenção, as lâmpadas UV devem ser trocadas regularmente (6-12 meses), o que requer reparos contínuos e mais energia para a fabricação e transporte. Além disso, as lâmpadas descartadas são um problema de resíduos perigosos. Questões operacionais também devem ser levadas em consideração para garantir que o desempenho não seja afetado (Hofmann, 2015).

4.I.2.2. Tratamento térmico:

A ebulição é o processo mais antigo utilizado nos países em desenvolvimento para adquirir água potável segura. Não é estritamente necessário aquecer a água até ao ponto de ebulição (100°C) para desinfecção; é suficiente manter a temperatura da água a 70°C durante seis minutos (Brown et al., 2009). Devido à escassez de termómetros para uso doméstico, foi recomendado levar a água a uma fervura vigorosa durante um minuto ou cinco minutos quando se utiliza água turva. Em geral, este método é altamente eficaz para remoção de patógenos, mas requer muita energia (Sabir e Farooqi, 2008).

4.1.3. Inactivação química:

Quatro tipos de produtos químicos são atualmente utilizados para inativação de patógenos, incluindo vírus. As suas vantagens e desvantagens estão resumidas na **Tabela 3**.

4.1.3.1. Cloro:

O cloro é o desinfectante químico mais utilizado no tratamento de diferentes tipos de água (Poduska e Hershey, 1972). Adicionando cloro à água, forma-se ácido hipocloroso e íon hipoclorito, comumente chamado de "cloro livre"; dois produtos que podem inativar microorganismos. O cloro é um agente oxidante forte e é recomendado para uso com água não turva e a pH inferior a 8,0 (Engelbrecht et al., 1980). Os efeitos virucidas do cloro foram confirmados para vírus envelopados e não envelopados (McDonnell e Russell, 1999).

4.1.3.2. Cloraminas:

Neste processo, o amoníaco e o cloro são doseados para reagir e formar monocloroamina de forma controlada, que deve ser gerada no local do tratamento. O uso de cloraminas é menos eficiente que o cloro (em cerca de 200 vezes), e é normalmente usado durante a distribuição como desinfetante secundário em vez de desinfetante primário (Pichel et al., 2019). O modo de ação contra o vírus é a distração da casca que protege um vírus (Pichel et al., 2019).

4.1.3.3. Dióxido de cloro:

O dióxido de cloro (QO2) é um agente oxidante que é mais forte que o cloro e as cloraminas. O dióxido de cloro é instável, pelo que a sua aplicação requer síntese no local durante o tratamento (Kim et al., 2008b). O ClO2 é utilizado como desinfetante na água potável (< 0,8 ppm). O mecanismo de atividade antiviral do ClO2 é a desnaturação das proteínas de superfície viral (Ogata e Shibata, 2008).

4.1.3.4. Ozonação:

O ozônio (O3), produzido no local através da passagem de ar por eletrodos de alta tensão, é atualmente o desinfetante mais comumente utilizado, assim como o cloro no tratamento de água potável (Xing et al., 2018). É um oxidante muito potente e muito mais eficaz que o cloro e o dióxido de cloro (Fiessinger et al., 1981). Para conseguir a desinfecção, o ozônio requer menos tempo de contato e concentrações menores do que o cloro, cloraminas e dióxido de cloro. No entanto, sua concentração na água diminui mais rapidamente que outros desinfetantes (Fiessinger et al., 1981). Portanto, o ozônio não oferece proteção residual contra a re-contaminação. Assim, o ozônio é apropriado como desinfetante primário que deve requerer um desinfetante secundário (EPA, 2006). O ozônio tem efeitos virucidas contra vírus por interação com materiais genéticos e modificação de componentes estruturais (Fiessinger et al., 1981).

Tabela 3¥: As vantagens e desvantagens dos desinfectantes químicos para a inactivação de vírus

Chemical disinfectants	Advantages	Disadvantages
Chlorine	- Effective for viral inactivation - Protection against re-contamination - Requires simple infrastructures - has residual activity	- Formation of DBPs - Ineffective against some pathogens - Unsatisfactory taste and odor -Hazardous and extremely corrosive - Requires trained operators
Chloramines	- Protection against re-contamination - Effective against biofilms formation - Less taste and odor concerns	- Must be manufactured on-site - Less disinfection against viruses -Harmful for dialysis patients, aquariums, and fish farming - Requires trained operators
Chloride dioxide	-Less dependence on pH than chlorine -has residual activity	- needs on-site production - Expensive - Formation of chlorates - Produce inadequate taste and odor
Ozone	-Effective against all kinds of pathogens	- Requires on-site generation - Does not provide residual activity - Expensive - Needs energy source - Requires maintenance - Formation of bromate

4.2. Sensibilização do público:

A consciência pública é um componente essencial da estratégia de controle para envolver a comunidade e garantir a sustentabilidade e o sucesso do plano de controle. Existem riscos de saúde pública associados a vírus humanos e zoonóticos que podem ser transmitidos pela água, mas que podem ser minimizados ou controlados por campanhas de conscientização que introduzem informações e conhecimentos adequados sobre doenças causadas por esses tipos de vírus. A conscientização da população sobre os riscos associados aos vírus transmitidos pela água pode ser realizada através de diferentes canais de comunicação, incluindo mídias sociais, cartazes, folhetos de rádio, TV aberta e a organização de eventos públicos. Além disso, o pessoal que trabalha nas estações de tratamento de água deve ser bem treinado e familiarizado com as medidas de controle específicas para vírus. O treinamento da comunidade e a aplicação de boas práticas de higiene podem funcionar como uma pedra angular para o controle microbiano.

4.3. Prevenção de doenças virais:

Em consideração do potencial pandémico de muitos dos agentes virais que se encontram nas fezes e que actuam como principais contaminantes da água, a vacinação é a estratégia de controlo mais fiável que pode ser aplicada para restringir a disseminação viral através das populações susceptíveis. A aplicação da imunoprofilaxia global desempenha um papel essencial na erradicação de doenças infecciosas (Bompart, 2004). Por exemplo, a vacinação massiva contra o poliovírus tem sido realizada há décadas na maior parte do mundo para erradicar o vírus (Bompart, 2004). Grandes áreas em todo o mundo estão agora anunciadas como livres de poliovírus, incluindo o Egipto desde 2006 (El-Sayed et al., 2007). Após a introdução da vacinação contra o rotavírus no Chile e na Nicarágua, foram detectadas taxas mais baixas de amostras positivas de rotavírus em comparação com outros vírus entéricos (Bucardo et al., 2011). Existem vários tipos de vacinas recomendadas comercialmente disponíveis para os vírus mais comuns transmitidos pela água, como mostrado na **Tabela 4**.

Quadro 4: lista de vacinas comercialmente disponíveis para vírus humanos na água

Virus	Vaccine name	Type	Brands
Hepatitis A virus	Hepatitis A vaccine	Inactivated cell based vaccine	Havrix, Avaxim, VAQTA, Epaxal, Biovac-A
Hepatitis E virus	Hepatitis E vaccine	Recombinant viral proteins	Hecolin
Polio virus	Polio vaccine	Inactivated cell based vaccine Live attenuated vaccine	Kinrix, Quadracel, Pediarix, Pentacel, Pediacel
Rotavirus	Rotavirus vaccine	live attenuated vaccine	Rotateq, Rotarix
Adenovirus	Adenovirus vaccine	live adenovirus Type 4 and 7	TEVA adenovirus
Papillomavirus	HPV vaccine	Recombinant viral proteins	Cervarix, Gardasil
Influenza virus	Influenza vaccine	Inactivated egg based vaccine Inactivated cell based vaccine Live attenuated vaccine Virus like particle vaccine	FluMist, Fluzone, Influvac, Vaxigrip, Fluarix, Fl uvirin, FluLaval, Agriflu, Flubio
SARS-CoV-2	Covid vaccines	Inactivated cell based vaccine, mRNA vaccine Viral vector vaccines	Pfizer-BioNTech vaccine, Moderna vaccine, Janssen/Johnson, Sputnik V, Covishield, Covaxin, Sinopharm, AstraZeneca, ..etc

4.4. Vigilância ambiental:

Programas de vigilância activa proporcionam um potencial alerta precoce para a introdução de vírus emergentes na região e ajudam a aplicar medidas de controlo adequadas aos riscos identificados (Kayali et al., 2014). A vigilância ativa ambiental para comunidades virais, especialmente em águas residuais, pode ser uma abordagem interessante para avaliar o impacto potencial da estratégia de vacinação sobre a circulação viral da comunidade. A vigilância activa das estirpes circulantes em amostras ambientais desenhará o mapa epidemiológico da situação actual à medida que o caminho para a erradicação global avança. Os dados da vigilância ativa devem ser apoiados por dados antigênicos e genéticos sobre esses vírus para monitorar a evolução viral e atualizar as vacinas. A vigilância activa de amostras ambientais recolhidas de diferentes fontes de água pode contribuir para desenhar o mapa epidemiológico durante a pandemia do SRA-CoV-2 e pode potencialmente ser usada para identificar a transmissão não reconhecida do SRA-CoV-2.

4.5. Abordagem de saúde única:

Melhoria da comunicação entre agências entre saúde humana, saúde animal e saúde ambiental é o conceito de abordagem One-Health (**Figura 4A**). O conceito de One-Health é necessário para predicação precoce e prevenção de surtos, bem como para resolver os desafios e surtos de saúde globais, tais como a actual pandemia da SRA-CoV-2. Cerca de 75% das doenças infecciosas emergentes nos humanos são causadas por agentes zoonóticos patogénicos (OMS, 2018). Entre as formas de transmissão de agentes zoonóticos patogénicos está a água (O'Brien e Xagoraraki, 2019). A comunicação interdisciplinar One-Health começa com pesquisas associadas à detecção e controle de vírus zoonóticos. Os cientistas ambientais têm um papel crítico na detecção de agentes principalmente virais através de estudos de vigilância ativa precoce e desenvolvimento de métodos avançados de prevenção para restringir a transmissão de vírus humanos, animais e zoonóticos (O'Brien e Xagoraraki, 2019). As pesquisas médicas associadas ao ser humano no âmbito da abordagem One-Health foram recentemente endossadas por várias das principais organizações médicas e de saúde pública. As vias de comunicação entre instituições ambientais, humanas, veterinárias e multidisciplinares, envolvidas na pesquisa de One-Health, devem ser aplicadas para aumentar as capacidades de detecção, prevenção e resposta a doenças virais são limitadas. Os canais de comunicação entre as instituições são frequentemente limitados à comunicação entre as lideranças institucionais. Além disso, a partilha de informação e de dados entre sectores é muito limitada. Consequentemente, a informação pode ser recebida demasiado tarde para que os decisores políticos estabeleçam uma estratégia de controlo adequada.

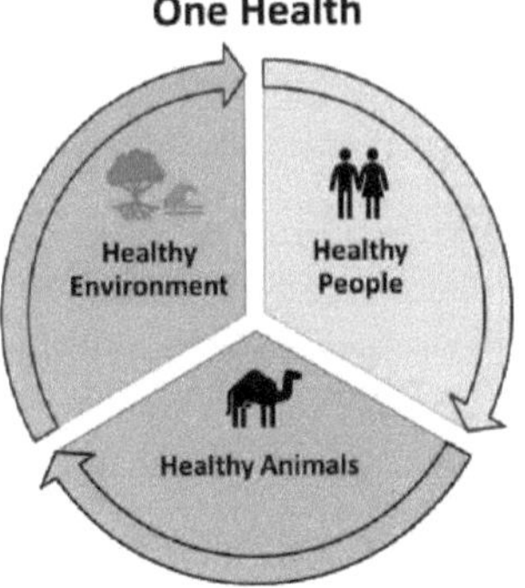

Figura 4: Estrutura do conceito de Saúde Única.

Capítulo 5

5. Conclusões e perspectivas futuras:

Sabe-se que mais de 200 tipos de vírus humanos, classificados em pelo menos 13 famílias virais, têm potencial de transmissão através da água. Estes vírus são excretados de pessoas infectadas e/ou animais e podem ser encontrados em diferentes tipos de água. O monitoramento da existência de vírus humanos nas águas é uma tarefa desafiadora, e os esforços para alcançar esta estratégia estão crescendo. Uma vez que os vírus transportados pela água estão geralmente presentes com um teor relativamente baixo de vírus na água contaminada, a detecção de vírus em amostras de água bruta é um método ineficaz. Assim, vários métodos foram estabelecidos para concentrar vírus de diferentes amostras ambientais de água em volumes menores para melhorar a recuperação de vírus e a avaliação da infecciosidade dos vírus detectados. Atualmente, uma ampla gama de métodos de avaliação é acessível para a detecção de vírus em amostras de água do ambiente, incluindo cultura de células, métodos moleculares, NASBA, metagenómica, microarranjo e biossensores. Embora os métodos atuais tenham desempenhado um papel crítico na detecção de vírus no ambiente aquático, uma avaliação adicional é necessária para permitir métodos mais rápidos e precisos para o monitoramento da qualidade da água viral. No entanto, a principal missão deve ser a padronização internacional definitiva para garantir a implementação efetiva em contextos analíticos da vida real. A melhor forma de protecção contra vírus humanos na água baseia-se na aplicação da abordagem multi-controlo, incluindo a utilização de processos adequados de tratamento da água, protecção das fontes de água, sensibilização do público, prevenção de doenças virais através da vacinação e aplicação de um programa de saúde único, especialmente para doenças zoonóticas virais. A globalização tem facilitado a disseminação das doenças virais. Assim, é um momento crítico para rever métodos de avaliação e estratégias de controle sobre estas questões e reconstruir a nossa infra-estrutura no que diz respeito à saúde pública. Finalmente, mas importante, as autoridades governamentais, laboratórios de referência e pesquisadores devem compartilhar dados ambientais e epidemiológicos associados aos patógenos da água para a próxima preparação para pandemias. São necessários esforços para fortalecer as vias de comunicação existentes e desenvolver novas vias de comunicação entre as instituições governamentais.

6. Referências:

Ahmed, W., Angel, N., Edson, J., Bibby, K., Bivins, A., O'Brien, J.W., Choi, P.M., Kitajima, M., Simpson, S.L., Li, J., Tscharke, B., Verhagen, R., Smith, W.J.M., Zaugg, J., Dierens, L., Hugenholtz, P., Thomas, K.V., Mueller, J.F., 2020. Primeira detecção confirmada da SRA-CoV-2 em águas residuais não tratadas na Austrália: Uma prova de conceito para a vigilância das águas residuais da COVID-19 na comunidade. The Science of the total environment 728, 138764.

Aizawa, M., 1990. [Biosensor], Seikagaku. The Journal of Japanese Biochemical Society 62, 434-438.

Allander, T., Tammi, M.T., Eriksson, M., Bjerkner, A., Tiveljung-Lindell, A., Andersson, B., 2005. Clonagem de um parvovírus humano por rastreio molecular de amostras do tracto respiratório. Procedimentos da Academia Nacional de Ciências dos Estados Unidos da América 102, 12891-12896.

Anik, U., Tepeli, Y., Diouani, M.F., 2016. Fabricação do Modelo Eletroquímico Influenza A Biosensor do Vírus Baseado nas Medidas de Atividade da Enzima Neuroaminidase. Química Analítica 88, 6151-6153.

Atmar, R.L., Estes, M.K., 2006. A importância epidemiológica e clínica da infecção por norovírus. Clínicas gastrenterológicas da América do Norte 35, 275290-, viii.

Beller, M., Ellis, A., Lee, S.H., Drebot, M.A., Jenkerson, S.A., Funk, E., Sobsey, M.D., Simmons, O.D., 3rd, Monroe, S.S., Ando, T., Noel, J., Petrie, M., Middaugh, J.P., Spika, J.S., 1997. Surto de gastroenterite viral devido a um poço contaminado. Consequências internacionais. Jama 278, 563-568.

Bibby, K., Viau, E., Peccia, J., 2011. Análise de metagenomas virais para guiar o monitoramento de patógenos humanos em amostras ambientais. Cartas em microbiologia aplicada 52, 386-392.

Blanco, A., Guix, S., Fuster, N., Fuentes, C., Bartolomé, R., Cornejo, T., Pinto, R.M., Bosch, A., 2017. Norovirus in Bottled Water Associated with Gastroenteritis Outbreak, Espanha, 2016. Doenças infecciosas emergentes 23, 1531-1534.

Bofill-Mas, S., Rusinol, M., Fernandez-Cassi, X., Carratala, A., Hundesa, A., Girones, R., 2013. Quantificação de vírus humanos e animais para diferenciar a origem da contaminação fecal presente nas amostras ambientais. BioMed research international 2013, 192089.

Bolton, J.R., Cotton, C.A., 2008. O manual de desinfecção ultravioleta. Associação

Americana de Trabalhos Aquáticos, Denver, CO.

Bompart, F., 2004. [Estratégias de vacinação para a erradicação global da poliomielite]. Bulletin de la Societe de la Societe de patologic exotique 97, 288-292.

Braeye, T., K, D.E.S., Wollants, E., Van Ranst, M., Verhaegen, J., 2015. A large community outbreak of gastroenteritis associated with consumption of drinking water contaminated by river water, Bélgica, 2010. Epidemiologia e infecção 143, 711-719.

Breitbart, M., Salamon, P., Andresen, B., Mahaffy, J.M., Segall, A.M., Mead, D., Azam, F., Rohwer, F., 2002. Análise genómica de comunidades virais marinhas não cultivadas. Proceedings of the National Academy of Sciences of the United States of America 99, 14250-14255.

Brown, J.D., Goekjian, G., Poulson, R., Valeika, S., Stallknecht, D.E., 2009. Vírus da gripe aviária na água: a infecciosidade depende do pH, da salinidade e da temperatura. Microbiologia veterinária 136, 20-26.

Brown, J.D., Swayne, D.E., Cooper, R.J., Burns, R.E., Stallknecht, D.E., 2007. Persistência dos vírus H5 e H7 da gripe aviária na água. Doenças das aves 51, 285-289.

Bucardo, F., Lindgren, P.E., Svensson, L., Nordgren, J., 2011. Baixa prevalência de rotavírus e alta prevalência de norovírus em águas residuais hospitalares e comunitárias após a introdução da vacina contra rotavírus na Nicarágua. PloS one 6, e25962.

Calgua, B., Carratala, A., Guerrero-Latorre, L., de Abreu Correa, A., Kohn, T., Sommer, R., Girones, R., 2014. UVC Inactivação de dsDNA e ssRNA Vírus na Água: Fluências UV e uma abordagem baseada em qPCR para avaliar a decomposição da Infectividade Viral. Virologia alimentar e ambiental 6, 260-268.

Cesewski, E., Johnson, B.N., 2020. Biosensores eletroquímicos para detecção de patógenos. Biosensores e bioeletrônica 159, 112214.

Chapron, C.D., Ballester, N.A., Margolin, A.B., 2000. A detecção de astrovírus em biossólidos de lodo usando uma técnica de PCR integrada de cultura de células aninhadas. Journal of applied microbiology 89, 11-15.

Chhabra, P., de Graaf, M., Parra, G.I., Chan, M.C., Green, K., Martella, V., Wang, Q., White, P.A., Katayama, K., Vennema, H., Koopmans, M.P.G., Vinje, J., 2019. Classificação atualizada dos genogrupos de norovírus e genótipos. The Journal of general virology 100, 1393-1406.

Chizhikov, V., Wagner, M., Ivshina, A., Hoshino, Y., Kapikian, A.Z., Chumakov, K ., 2002. Detecção e genotipagem de rotavírus do grupo humano A por hibridação de microarranjos de oligonucleotídeos. J Clin Microbiol 40, 2398-2407.

Comerlato, J., Souza-Campos, F., Souza-Arantes, T., Roos-Kulmann, M.I., Trindade-Oliveira, M., Rosado-Spilki, F., Guedes-Frazzon, A.P., Roehe, P.M., Franco, A.C., 2017. Distribuição e diversidade genética dos poliomavírus humanos JC e BK em estação de tratamento de águas superficiais e esgotos durante 2009 em Porto Alegre, Sul do Brasil. Revista brasileira de biologia = Revista brasleira de biologia 77, 459-468.

Condit, R. 2013. Princípios de Virologia, In: David M. Knipe, P.H. (Ed.) Fields Virology 6th Edition. Lippincott Williams & Wilkins, 22-51.

Cozzani, E., Herzum, A., Burlando, M., Parodi, A., 2019. Manifestações cutâneas de HAV, HBV, HCV. Giornale italiano di dermatología e venereología : organo ufficiale, Societa italiana di dermatología e sifilografia.

Craun, G.F., Brunkard, J.M., Yoder, J.S., Roberts, V.A., Carpenter, J., Wade, T. , Calderon, R.L., Roberts, J.M., Beach, M.J., Roy, S.L., 2010. Causas de surtos associados à água potável nos Estados Unidos de 1971 a 2006. Revisões de microbiologia clínica 23, 507-528.

D'Angelo, L.J., Hierholzer, J.C., Keenlyside, R.A., Anderson, L.J., Martone, W.J., 1979. Pharyngoconjunctival fever caused by adenovirus type 4: report of a swimming pool-related outbreak with recovery of virus from pool water. The Journal of infectious diseases 140, 42-47.

Dahling, D.R., Berg, G., Berman, D., 1974. BGM, uma linha celular contínua mais sensível que o rhesus primário e as células verdes renais africanas para a recuperação de vírus da água. Health laboratory science 11, 275-282.

Dahling, D.R., Wright, B.A., 1986. Otimização da cultura da linha celular BGM e procedimentos de ensaio viral para monitoramento de vírus no ambiente. Microbiologia aplicada e ambiental 51, 790-812.

Deiman, B., van Aarle, P., Sillekens, P., 2002. Características e aplicações da amplificação baseada em sequência de ácidos nucléicos (NASBA). Biotecnologia Molecular 20, 163-179.

Derx, J., Blaschke, A.P., Farnleitner, A.H., Pang, L., Bloschl, G., Schijven, J.F., 2013. Efeitos das flutuações no nível da água do rio na remoção de vírus por filtração de margens e passagem de aquíferos - uma análise de cenário. Journal of contaminant hydrology 147, 34-44.

Divizia, M., De Filippis, P., Di Napoli, A., Gabrieli, R., Santi, A.L., Pana, A., 1989. HAV recuperação da água da torneira: avaliação dos diferentes tipos de membranas. Annali di igiene : medicina preventiva e di comunita 1, 57-64.

Divizia, M., Gabrieli, R., Donia, D., Macaluso, A., Bosch, A., Guix, S., Sanchez, G., Villena, C., Pinto, R.M., Palombi, L., Buonuomo, E., Cenko, F., Leno, L., Bebeci, D., Bino, S., 2004. Surto de gastroenterite aquática na Albânia. Water science and technology : a journal of the International Association on Water Pollution Research 50, 57-61.

Donia, D., Dell'Amico, M.C., Petrinca, A.R., Martinucci, I., Mazzei, M., Tolari, F., Divizia, M., 2012. Presença da hepatite E RNA nos mexilhões usados como biomonitores da poluição marinha viral. Journal of virological methods 186, 198-202.

Drosten, C., Seilmaier, M., Corman, V.M., Hartmann, W., Scheible, G., Sack, S., Guggemos, W., Rallies, R., Muth, D., Junglen, S., Muller, M.A., Haas, W.., Guberina, H., Rohnisch, T., Schmid-Wendtner, M., Aldabbagh, S., Dittmer, U. Gold, H., Graf, P., Bonin, F., Rambaut, A., Wendtner, C.M., 2013.

Características clínicas e análise virológica de um caso de infecção por coronavírus da síndrome respiratória do Oriente Médio. A Lanceta. Doenças infecciosas 13, 745-751.

El-Sayed, N., Al-Jorf, S., Hennessey, K.A., Salama, M., Watkins, M.A., Abdelwahab, J.A., Pallansch, M.A., Gary, H., Wahdan, M.H., Sutter, R.W.,

2007. Levantamento dos anticorpos contra o poliovírus durante a fase final da erradicação da poliomielite no Egito. Vacina 25, 5062-5070.

El-Senousy, W.M., Ragab, A.M., Handak, E.M., 2015. Prevalência de Rotavírus dos Grupos A e C em Crianças Egípcias e Ambiente Aquático. Virologia alimentar e ambiental.

El Taweel, A., Kandeil, A., Barakat, A., Alfaroq Rabiee, O., Kayali, G., Ali, M.A., 2020. Diversidade de Astrovírus Circulando em Humanos, Morcegos e Aves Selvagens no Egito. Vírus 12.

Engelbrecht, R.S., Weber, M.J., Salter, B.L., Schmidt, C.A., 1980. Inactivação comparativa de vírus por cloro. Microbiologia aplicada e ambiental 40, 249-256.

EPA, E.P.A. 2006. Regulamento Nacional da Água Potável Primária: Regra de Tratamento de Águas Superficiais de Longo Prazo 2 (https://www.federalregister.gov/documents/2006/01/05/Q6-4/national-primary-drinking-water-regulation-long-term-2-enhanced-surface-watertreatmenf-rule), 653-786 (134 páginas).

Espinosa, A.C., Mazari-Hiriart, M., Espinosa, R., Maruri-Avidal, L., Mendez, E., Arias, C.F., 2008. Infectividade e persistência do genoma do rotavírus e astrovírus nas águas subterrâneas e superficiais. Pesquisa da água 42, 2618-2628.

Fiessinger, F., Richard, Y., Montiel, A., Musquere, P., 1981. Vantagens e desvantagens da oxidação e desinfecção química por ozono e dióxido de cloro. The Science of the total environment 18, 245-261.

Fischer, K., Pinho Dos Reis, V., Balkema-Buschmann, A., 2017. Astrovírus de morcegos: Towards Understanding the Transmission Dynamics of a Neglected Virus Family (Para Entender a Dinâmica da Transmissão de uma Família de Vírus Negligenciada). Vírus 9.

Fumian, T.M., Leite, J.P., Castello, A.A., Gaggero, A., Caillou, M.S., Miagostovich, M.P., 2010. Detecção de rotavírus A em amostras de esgoto usando multiplex qPCR e uma avaliação dos métodos de ultracentrifugação e adsorção-eluição para concentração de vírus. Journal of virological methods 170, 42-46.

Fumian, T.M., Vieira, C.B., Leite, J.P., Miagostovich, M.P., 2013. Avaliação da carga de agentes virais em uma estação de tratamento de esgoto urbano no Rio de Janeiro, Brasil. Journal of water and health 11, 110-119.

Gerba, C.P., Betancourt, W.Q., 2019. Avaliando a Ocorrência de Vírus de Origem Hídrica em Sistemas de Reutilização: Limites e Necessidades Analíticas. Patógenos 8.

Gibson, K.E., 2014. Patógenos virais na água: ocorrência, impacto na saúde pública e estratégias de controle disponíveis. Opinião actual em virologia 4, 50-57.

Gilbride, K. 2014. Métodos moleculares para a detecção de agentes patogénicos transportados pela água, In: Patogénicos transportados pela água. Elsevier, 231-290.

Grabow, W.O., Coubrough, P., 1986. Ensaio prático de placas directas para colifagos em amostras de 100 ml de água potável. Microbiologia aplicada e ambiental 52, 430-433.

Gratacap-Cavallier, B., Genoulaz, O., Brengel-Pesce, K., Soule, H., Innocenti-Francillard, P., Bost, M., Gofti, L., Zmirou, D., Seigneurin, J.M., 2000. Detecção de sequências de rotavírus humanos e animais na água potável. Microbiologia aplicada e ambiental 66, 2690-2692.

Griffin, D.W., Gibson, C.J., 3rd, Lipp, E.K., Riley, K., Paul, J.H., 3rd, Rose,

J.B., 1999. Detecção de patógenos virais por PCR de transcriptase reversa e de indicadores microbianos por métodos padrão nos canais das Florida Keys. Microbiologia aplicada e ambiental 65, 4118-4125.

Guan, W.J., Ni, Z.Y., Hu, Y., Liang, W.H., Ou, C.Q., He, J.X., Liu, L., Shan, H., Lei, C.L., Hui, D.S.C., Du, B., Li, L.J., Zeng, G., Yuen, K.Y., Chen, R.C., Tang, C.L., Wang, T., Chen, P.Y., Xiang, J., Li, S.Y., Wang, J.L., Liang, Z.J., Peng, Y.X., Wei, L., Liu, Y., Hu, Y.H., Peng, P., P., Wang, J.M., Liu, J.Y., Chen, Z., Li, G., Zheng, Z.J., Qiu, S.Q., Luo, J., Ye, C.J., Zhu, S.Y., Zhong, N.S., China Grupo de Peritos em Tratamento Médico para, C., 2020. Características clínicas da doença de Coronavirus 2019 na China. The New England Journal of Medicine 382, 1708-1720.

Guimarães, F.R., Ferreira, F.F., Vieira, C.B., Fumian, T.M., Shubo, T., Leite, J.P., Miagostovich, M.P., 2008. Detecção molecular de astrovírus humano numa estação de tratamento de esgotos urbanos no Rio de Janeiro, Brasil. Memorias do Instituto Oswaldo Cruz 103, 819-823.

Hamza, H., Hamza, I.A., 2018. Papilomavírus oncogénico e poliomavírus nos esgotos urbanos no Egipto. A ciência do ambiente total 610-611, 1413-1420.

Hamza, I.A., Jurzik, L., Überla, K., Wilhelm, M., 2011. Avaliação do vírus do pimentão, do picobirnavírus humano e do vírus Torque teno como indicadores de contaminação fecal na água do rio. Pesquisa da água 45, 1358- 1368.

Hamza, I.A., Jurzik, L., Wilhelm, M., Überla, K., 2009. Detecção e quantificação do bocavírus humano na água do rio. The Journal of general virology 90, 2634-2637.

Haramoto, E., Kitajima, M., Hata, A., Torrey, J.R., Masago, Y., Sano, D., Katayama, H., 2018. Uma revisão sobre os progressos recentes nos métodos de detecção e prevalência de vírus entéricos humanos na água. Pesquisa da água 135, 168-186.

Hashemi Goradel, N., Mirzaei, H., Sahebkar, A., Poursadeghiyan, M., Masoudifar, A., Malekshahi, Z.V., Negahdari, B., 2018. Biossensores para a Detecção de Poluição Ambiental e Urbana. Journal of cellular biochemistry 119, 207-212.

Hata, A., Katayama, H., Kitajima, M., Furumai, H., 2015. WastewaterAnalysis Indica que Astrovírus Geneticamente Diversos, Incluindo Estirpes Pertencentes a Novos Clades MLB e VA, Estão Circulando dentro das Populações Japonesas. Microbiologia aplicada e ambiental 81, 4932-4939.

Ele, X., Wei, Y., Cheng, L., Zhang, D., Wang, Z., 2012. Detecção molecular de três vírus de gastroenterite em águas superficiais urbanas em Pequim e correlação com níveis de bactérias indicadoras de fezes. Monitorização e avaliação ambiental 184, 5563-5570.

Hijnen, W.A., Schijven, J.F., Bonne, P., Visser, A., Medema, G. J., 2004. Eliminação de vírus, bactérias e oocistos protozoários por filtração lenta de areia. Ciência e tecnologia da água : revista da Associação Internacional de Pesquisa sobre Poluição da Água 50, 147-154.

Hofmann, R. 2015. Requisitos de dose UV para vírus entéricos. Report for Water,Air and Climate Change Bureau, Healthy Environments and Consumer Safety Branch, Health Canada, Ottawa, Ontário, (https://www.canada.ca/en/health-canada/services/publications/healthy-living/guidelines-canadian-drinking-water-quality-guideline-technical-document-enteric-viruses.html).

Hong, P.Y., Mantilla-Calderon, D., Wang, C., 2020. Metagenómica como Ferramenta para Monitorizar a Qualidade da Água Recuperada. Microbiologia aplicada e ambiental 86.

Horman, A., Rimhanen-Finne, R., Maunula, L., von Bonsdorff, C.H., Rapala, J., Lahti, K., Hanninen, M.L., 2004. Avaliação da capacidade de purificação de nove dispositivos portáteis de purificação de água em pequena escala. Ciência e tecnologia da água: uma revista da Associação Internacional de Pesquisa sobre Poluição da Água 50, 179-183.

Hoshino, T., Inagaki, F., 2012. Quantificação molecular do DNA ambiental usando microfluidos e PCR digital. Microbiologia sistemática e aplicada 35, 390-395.

Hurst, C.J., Goyke, T., 1983. Redução da citotoxicidade interferente associada aos concentrados de lodos de águas residuais ensaiados para vírus entéricos indígenas. Microbiologia aplicada e ambiental 46, 133-139.

ICTV 2019. Virus Taxonomy (http://ictvonline.org/virusTaxonomy.asp).

Ikner, L.A., Gerba, C.P., Bright, K.R., 2012. Concentração e recuperação de vírus a partir da água: uma revisão abrangente. Food and environmental virology 4, 41-67.

Jacangelo, J.G., Askenaizer, D.J., Schwab, K., 2006. Research needs in drinking water: a basis in regulations in the United States. Journal of water and health 4 Suppl 1, 1-9.

Kang, L.H., Oh, S.H., Park, J.W., Won, Y.J., Ryu, S., Paik, S.Y., 2013. Detecção simultânea de vírus transportados pela água através de PCR multiplex em tempo real. Journal of microbiology 51, 671-675.

Karim, M.R., Rhodes, E.R., Brinkman, N., Wymer, L., Font, G.S., 2009. Novo filtro eletropositivo para concentrar enterovírus e norovírus a partir de grandes volumes de água. Microbiologia aplicada e ambiental 75, 2393-2399.

Kauppinen, A., Pitkanen, T., Al-Hello, H., Maunula, L., Hokajarvi, A.M., Rimhanen-Finne, R., Miettinen, I.T., 2019. Dois Surtos de Água Potável Causados pela Intrusão de Águas Residuais Incluindo o Sapovírus na Finlândia. Revista internacional de investigação ambiental e saúde pública 16.

Kayali, G., Kandeil, A., El-Shesheny, R., Kayed, A.S., Gomaa, M.M., Maatouq, A.M., Shehata, M.M., Moatasim, Y., Bagato, O., Cai, Z., Rubrum, A., Kutkat, M.A., McKenzie, P.P., Webster, R.G., Webby, R.J., Ali, M.A., 2014. Vigilância activa para o vírus da gripe aviária, Egipto, 2010-2012. Doenças infecciosas emergentes 20, 542-551.

Kee, F., McElroy, G., Stewart, D., Coyle, P., Watson, J., 1994. Um surto comunitário de infecção por echovírus associado a uma piscina exterior. Journal of public health medicine 16, 145-148.

Khamrin, P., Kumthip, K., Thongprachum, A., Sirilert, S., Malasao, R., Okitsu, S., Hayakawa, S., Ushijima, H., Maneekarn, N., 2020. Diversidade genética dos genogrupos de norovírus I, II, IV e sapovírus na água ambiental na Tailândia. Diário de infecções e saúde pública.

Kim, D., Kim, S.R., Kwon, K.S., Lee, J.W., Oh, M.J., 2008a. Detecção de hepatite, um vírus da ostra por PCR aninhada usando um método eficiente de extração e concentração. Journal of microbiology 46, 436-440.

Kim, H., Kang, Y., Beuchat, L.R., Ryu, J.H., 2008b. Produção e estabilidade do dióxido de cloro em soluções de ácido orgânico como afetado pelo pH, tipo de ácido e concentração de clorito de sódio, e sua eficácia na inativação de esporos de Bacillus cereus. Microbiologia de alimentos 25, 964-969.

Kim, J.-M., Kim, S.Y., Park, Y.B., Kim, H.J., Min, B.S., Cho, J.-C., Yang, J.M., Cho, Y.-H., Ko, G., 2012. Detecção simultânea de grandes vírus entéricos usando um microarray combimatrix. Journal of Microbiology 50, 970-977.

Krajden, M., Brown, M., Petrasek, A., Middleton, P.J., 1990. Características clínicas da enterite adenovírus: uma revisão de 127 casos. The Pediatric infectious disease journal 9, 636-641.

Kroneman, A., Verhoef, L., Harris, J., Vennema, H., Duizer, E., van Duynhoven, Y., Gray, J., Iturriza, M., Bottiger, B., Falkenhorst, G., Johnsen, C., von Bonsdorff, C.H., Maunula, L., Kuusi, M., Pothier, P., Gallay, A., Schreier, E., Hohne, M., Koch, J., Szucs, G., Reuter, G., Krisztalovics, K., Lynch, M., McKeown, P., Foley, B., Goughian, S., Ruggeri, F.M., Di

Bartolo, I., Vainio, K., Isakbaeva, E., Poljsak-Prijatelj, M., Grom, A.H., Mijovski, J.Z., Bosch, A., Buesa, J., Fauquier, A.S., Hernandez-Pezzi, G., Hedlund, K.O., Koopmans, M., 2008. Análise de relatórios virológicos e epidemiológicos integrados de surtos de norovírus recolhidos no âmbito do Rede de Vírus de origem alimentar na Europa de 1 de Julho de 2001 a 30 de Junho de 2006. Journal of clinical microbiology 46, 2959-2965.

La Rosa, G., Della Libera, S., Petricca, S., Iaconelli, M., Briancesco, R., Paradiso, R., Semproni, M., Di Bonito, P., Bonadonna, L., 2015. Primeira detecção de papilomavírus e poliomavírus em águas de piscinas: patógenos recreativos não reconhecidos relacionados com a água? Journal of applied microbiology 119, 1683-1691.

Lee, H.K., Jeong, Y.S., 2004. Comparação entre o ensaio de cultura total de vírus e a cultura de células multiplex integradas-PCR para a fiabilidade da detecção de vírus transportados pela água. Microbiologia aplicada e ambiental 70, 3632-3636.

Lee, S., Hata, A., Yamashita, N., Tanaka, H., 2017. Avaliação da Redução de Vírus por Ultrafiltração com Coagulação-Sedimentação na Reclamação de Água. Virologia alimentar e ambiental 9, 453-463.

Leiknes, T., 2009. O efeito do acoplamento da coagulação e floculação com a filtração por membrana no tratamento da água: uma revisão. Journal of environmental sciences 21, 8-12.

Liu, W., Yang, R., Payne, A.S., Schowalter, R.M., Spurgeon, M.E., Lambert, P.F., Xu, X., Buck, C.B., You, J., 2016. Identificando as Células Alvo e os Mecanismos da Infecção por Poliomavírus Celular Merkel. Hospedeiro celular e micróbio 19, 775-787.

Martinez-Hernandez, F., Garcia-Heredia, I., Lluesma Gomez, M., Maestre-Carballa, L. Martinez Martinez, J., Martinez-Garcia, M., 2019. Droplet Digital PCR for Estimating Absolute Abundances of Widespread Pelagibacter Viruses. Frontiers in microbiology 10, 1226.

Martone, W.J., Hierholzer, J.C., Keenlyside, R.A., Fraser, D.W., D'Angelo, L.J., Winkler, W.G., 1980. Um surto de doença tipo 3 de adenovírus numa piscina privada de um centro recreativo. Revista americana de epidemiologia 111, 229-237.

Matuzahroh, N., Fitriani, N., Ardiyanti, P.E., Kuncoro, E.P., Budiyanto, W.D., Isnadina, D.R.M., Wahyudianto, F.E., Radin Mohamed, R.M.S., 2020. Comportamento de schmutzdecke com taxas de filtração variadas de filtro de areia lento para remover coliformes totais. Heliyon 6, e03736.

McDonnell, G., Russell, A.D., 1999. Antisépticos e desinfectantes: actividade, acção e resistência. Revisões de microbiologia clínica 12, 147-179.

McKinney, K.R., Gong, Y.Y., Lewis, T.G., 2006. Transmissão ambiental da SRA em Amoy Gardens. Journal of environmental health 68, 26-30; quiz 5122.

Mellon, K., Katsioulis, A., Potamiti-Komi, M., Pournaras, S., Kyritsi, M., Katsiaflaka, A., Kallimani, A., Kokkinos, P., Petinaki, E., Sideroglou, T ., Georgakopoulou, T., Vantarakis, A., Hadjichristodoulou, C., 2014. Um grande surto de gastroenterite aquática na Grécia Central, Março de 2012: desafios para a investigação e gestão. Epidemiologia e infecção 142, 40-50.

Miagostovich, M.P., Ferreira, F.F., Guimarães, F.R., Fumian, T.M., Diniz-Mendes, L ., Luz, S.L., Silva, L.A., Leite, J.P., 2008. Detecção e caracterização molecular de vírus de gastroenterite que ocorrem naturalmente nas águas dos córregos de Manaus, Amazônia Central, Brasil. Microbiologia aplicada e ambiental 74, 375-382.

Michen, B., Graule, T., 2010. Pontos isoelétricos de vírus. Journal of applied microbiology 109, 388-397.

Monteiro, S., Santos, R., 2017. PCR digital nanofluídica para quantificação de Norovírus para avaliação da qualidade da água. PloS one 12, e0179985.

Moreno, S., Alvarado, M.V., Bermudez, A., Gutierrez, M.F., 2009. [A análise filogenética indica a origem humana das cepas de rotavírus e hepatite A encontradas na água potável do oeste da Colômbia], Biomedica : revista del Institute Nacional de Salud 29, 209-217.

Mostafa, A., Kandeil, A., Shehata, M., El Shesheny, R., Samy, A.M., Kayali, G., Ali, M.A., 2020. Coronavírus da Síndrome Respiratória do Oriente Médio (MERS-CoV): Estado da Ciência. Microorganismos 8.

Nan, Y., Zhang, Y.J., 2016. Biologia Molecular e Infecção do Vírus da Hepatite E. Frontiers in microbiology 7, 1419.

Naqvi, S.S., Javed, S., Naseem, S., Sadiq, A., Khan, N., Sattar, S., Shah, N.A., Bostan, N., 2020. Genótipos G3 e G9 Rotavírus na circulação de águas residuais de duas grandes cidades metropolitanas do Paquistão. Relatórios científicos 10, 8665.

Nguekeng Tsague, B., Mikounou Louya, V., Ntoumi, F., Adedoja, A., Vouvoungui, C.J., Peko, S.M., Abena, A.A., 2020. Ocorrência de astrovírus humano associado a gastroenterite entre crianças congolesas em Brazzaville, República do Congo. International journal of infectious diseases : IJID : publicação oficial da Sociedade Internacional de Doenças Infecciosas 95, 142-147.

Nishizawa, T., Okamoto, H., Konishi, K., Yoshizawa, H., Miyakawa, Y., Mayumi, M ., 1997. Um novo vírus de DNA (TTV) associado a níveis elevados de transaminase na hepatite pós-transfusão de etiologia desconhecida. Comunicações de pesquisa bioquímica e biofísica 241, 92-97.

O'Brien, E., Xagoraraki, I., 2019. Uma abordagem de saúde única centrada na água para detecção precoce e prevenção de surtos virais. Uma saúde 7, 100094.

Ochando-Pulido, J.M., Victor-Ortega, M.D., Hodaifa, G., Martinez-Ferez, A., 2015. Análise físico-química e adequação das águas residuais dos lagares de azeite após avançado processo de oxidação para recuperação por tecnologia de membranas a pressão. The Science of the total environment 503-504, 113- 121.

Ogata, N., Shibata, T., 2008. Efeito protector do gás de dióxido de cloro de baixa concentração contra a infecção pelo vírus da gripe A. The Journal of general virology 89, 60-67.

Patole, S.P., Shin, D.W., Fugetsu, B., Yoo, J.B., 2013. Filtração - películas condutoras transparentes transferidas por via húmida de nanotubos de carbono com mm de comprimento, cultivados através da deposição de vapor químico assistido por água. Journal of nanocience and nanotechnology 13, 7413-7417.

Perot, P., Lecuit, M., Eloit, M., 2017. Diagnóstico de Astrovírus. Vírus 9.

Pichel, N., Vivar, M., Fuentes, M., 2019. O problema do acesso à água potável: Uma revisão das tecnologias de desinfecção com ênfase nos métodos de tratamento solar. Chemosphere 218, 1014-1030.

Poduska, R.A., Hershey, D., 1972. Modelo para inactivação de vírus por cloração. Journal - Water Pollution Control Federation 44, 738-745.

Polkowska, A., Rasanen, S., Al-Hello, H., Bojang, M., Lyytikainen, 0., Nuorti, J.P., Jalava, K., 2018. Um surto de infecções por Norovírus associado à água dos lagos recreativos na Finlândia Ocidental, 2014. Epidemiologia e infecção 146, 544-550.

Prata, C., Ribeiro, A., Cunha, A., Gomes, N.C., Almeida, A., 2012. Ultracentrifugação como método directo de concentração de vírus em águas ambientais: enumeração de partículas semelhantes a vírus como uma nova abordagem para determinar a eficiência da recuperação. Journal of environmental monitoring : JEM 14, 64-70.

Quigley, J.J., 1949. Estudos de ultrafiltração e ultracentrifugação do vírus Coxsackie. Anais da Sociedade de Biologia Experimental e Medicina. Sociedade de Biologia Experimental e Medicina 72, 434.

Rajtar, B., Majek, M., Polanski, L., Polz-Dacewicz, M., 2008. Enterovírus no ambiente aquático - uma potencial ameaça à saúde pública. Anais da medicina agrícola e ambiental : AAEM 15, 199-203.

Rames, E., Roiko, A., Stratton, H., Macdonald, J., 2016. Aspectos técnicos do uso do adenovírus humano como indicador da qualidade da água viral. Pesquisa da água 96, 308-326.

Rana, D., Matsuura, T., 2010. Modificações superficiais para membranas antivegetativas. Revisões químicas 110, 2448-2471.

Rutjes, S.A., Italiaander, R., van den Berg, H.H., Lodder, W.J., de Roda Husman, A.M., 2005. Isolamento e detecção de RNA enterovírus a partir de amostras de água em grande volume utilizando o sistema NucliSens miniMAG e amplificação baseada em sequência de ácido nucleico em tempo real. Microbiologia aplicada e ambiental 71, 3734-3740.

Rutjes, S.A., van den Berg, H.H., Lodder, W.J., de Roda Husman, A.M., 2006. Detecção em tempo real de norovírus em águas superficiais mediante o uso de um ensaio de amplificação baseado em sequência de ácidos nucleicos amplamente reactivos. Microbiologia aplicada e ambiental 72, 5349-5358.

Sabir, N., Farooqi, B.J., 2008. Eficácia da ebulição na erradicação de patógenos comuns na água. JPMA. The Journal of the Pakistan Medical Association 58, 140-141.

Salvador, D., Neto, C., Benoliel, M.J., Caeiro, M.F., 2020. Avaliação da Presença do vírus da Hepatite E nas Águas Superficiais e na Água Potável em Portugal. Microrganismos 8.

Schijven, J.F., van den Berg, H.H., Colin, M., Dullemont, Y., Hijnen, W.A., Magic-Knezev, A., Oorthuizen, W.A., Wubbels, G., 2013. Um modelo matemático para a remoção de vírus e bactérias patogénicas humanas por filtragem lenta da areia em condições operacionais variáveis. Pesquisa de água 47, 25922602-.

Shang, X., Fu, X., Zhang, P., Sheng, M., Song, J., He, F., Qiu, Y., Wu, H., Lu, Q., Feng, Y., Lin, J., Chen, E., Chai, C., 2017. Um surto de norovírus - gastroenterite aguda associada com água contaminada em muitas escolas em Zhejiang, China. PloS one 12, e0171307.

Shirasaki, N., Matsushita, T., Matsui, Y., Murai, K., 2017. Avaliação da eficácia dos processos de filtração por membrana para remover vírus entéricos humanos e a adequação de bacteriófagos e um vírus vegetal como substitutos para esses vírus. Pesquisa da água 115, 29-39.

Shoham, D., Jahangir, A., Ruenphet, S., Takehara, K., 2012. Persistência de vírus da gripe aviária em vários tipos de águas ambientais artificialmente congeladas. Pesquisa e tratamento da influenza 2012, 912326.

Simmons, F.J., Kuo, D.H., Xagoraraki, I., 2011. Remoção de vírus entéricos humanos por um biorreator de membrana em escala real durante o processamento de águas residuais municipais. Pesquisa de água 45, 2739-2750.

Sinclair, R.G., Jones, E.L., Gerba, C.P., 2009. Virus in recreational waterborne disease outbreaks: a review. Journal of applied microbiology 107, 1769-1780.

Staggemeier, R., Bortoluzzi, M., Heck, T.M., Spilki, F.R., Almeida, S.E., 2015. Vs. Quantitativos. Convencional Per para Detecção de Adenovírus Humanos em Amostras de Água e Sedimentos. Revista do Instituto de Medicina Tropical de São Paulo 57, 299-303.

Tang, P., Chiu, C., 2010. Metagenómica para a descoberta de novos vírus humanos. Microbiologia do futuro 5, 177-189.

Tani, N., Dohi, Y., Kurumatani, N., Yonemasu, K., 1995. Distribuição sazonal de adenovírus, enterovírus e reovírus na água de rios urbanos. Microbiologia e imunologia 39, 577-580.

Tate, J.E., Burton, A.H., Boschi-Pinto, C., Parashar, U.D., Organização Mundial de Saúde - Vigilância Global de Rotavírus Coordenada, N., 2016. Global, Regional, and National Estimates of Rotavirus Mortality in Children <5 Years of Age, 2000-2013. Clinical infectious diseases : an official publication of the Infectious Diseases Society of America 62 Suppl 2, S96- S105.

Tate, J.E., Burton, A.H., Boschi-Pinto, C., Steele, A.D., Duque, J., Parashar, U.D., Network, W.H.-c.G.R.S., 2012. Estimativa de 2008 da mortalidade mundial associada ao rotavírus em crianças menores de 5 anos antes da introdução de programas universais de vacinação contra o rotavírus: uma revisão sistemática e uma meta-análise. A Lanceta. Infectious diseases 12, 136-141.

Templeton, M.R., Andrews, R.C., Hofmann, R., 2005. Inactivação de substitutos virais associados a partículas por luz ultravioleta. Res 39, 3487-3500 de água.

Teshale, E.H., Grytdal, S.P., Howard, C., Barry, V., Kamili, S., Drobeniuc, J., Hill, V.R., Okware, S., Hu, D.J., Holmberg, S.D., 2010. Evidência de transmissão de pessoa a pessoa do vírus da hepatite E durante um grande surto no Norte do Uganda. Clinical infectious diseases : uma publicação oficial da Infectious Diseases Society of America 50, 1006-1010.

Tiwari, S., Dhole, T.N., 2018. Avaliação dos enterovírus a partir de águas residuais e amostras clínicas durante a fase de erradicação da poliomielite no norte da Índia. Revista Virologia 15, 157.

Vasil'ev, K.G., Kozinshkurt, E.V., Mokienko, A.V., 2006. The evaluation of contamination of water objects with hepatitis A virus (HAV) and the impact of HAV on morbidity trends in large seaaports of the Ukraine], Gigiena i sanitariia, 25-27.

Vecchia, A.D., Kluge, M., dos Santos da Silva, J.V., Comerlato, J., Rodrigues, M.T., Fleck, J.D., da Luz, R.B., Teixeira, T.F., Roehe, P.M., Capalonga, R., Oliveira, A.B., Spilki, F.R., 2013. Presença do vírus Torque teno (TTV) na água da torneira em escolas públicas do Sul do Brasil. Virologia alimentar e ambiental 5, 41-45.

Vega, E., Barclay, L., Gregoricus, N., Shirley, S.H., Lee, D., Vinje, J., 2014. Tendências genotípicas e epidemiológicas dos surtos de norovírus nos Estados Unidos, 2009 a 2013. Journal of clinical microbiology 52, 147-155.

Verani, M., Casini, B., Battistini, R., Pizzi, F., Rovini, E., Carducci, A., 2006. Monitoramento mensal de um ano do vírus Torque teno (TTV) na água dos rios na Itália. Ciência e tecnologia da água : uma revista da Associação Internacional de Pesquisa sobre Poluição da Água 54, 191-195.

Victoria, M., Tort, L.F., Garcia, M., Lizasoain, A., Maya, L., Leite, J.P., Miagostovich, M.P., Cristina, J., Colina, R., 2014. Avaliação de vírus gastroentéricos de águas residuais descarregadas diretamente no Rio Uruguai, Uruguai. Virologia alimentar e ambiental 6, 116-124.

Villar, L.M., de Paula, V.S., Diniz-Mendes, L., Guimarães, F.R., Ferreira, F.F., Shubo, T.C., Miagostovich, M.P., Lampe, E., Gaspar, A.M., 2007. Detecção molecular do vírus da hepatite A em esgotos urbanos no Rio de Janeiro, Brasil. Cartas em microbiologia aplicada 45, 168-173.

Villena, C., Gabrieli, R., Pinto, R.M., Guix, S., Donia, D., Buonomo, E., Palombi, L., Cenko, F., Bino, S., Bosch, A., Divizia, M., 2003. Um grande surto de gastroenterite infantil na Albânia causado por múltiplos genótipos emergentes de rotavírus. Epidemiologia e infecção 131, 1105-1110.

Vinje, J., 2015. Avanços nos métodos de laboratório para detecção e tipagem de norovírus. Journal of clinical microbiology 53, 373-381.

Vogelstein, B., Kinzler, K.W., 1999. PCR digital. Anais da Academia Nacional de Ciências dos Estados Unidos da América 96, 9236-9241.

Wallis, C., Henderson, M., Melnick, J.L., 1972. Concentração de enterovírus nas membranas de celulose. Microbiologia aplicada 23, 476-480.

Wang, X.W., Li, J.S., Guo, T.K., Zhen, B., Kong, Q.X., Yi, B., Li, Z., Song, N., Jin, M., Xiao, W.J., Zhu, X.M., Gu, C.Q., Yin, J., Wei, W., Yao, W., Liu, C. Li, J.F., Ou, G.R., Wang, M.N., Fang, T.Y., Wang, G.J., Qiu, Y.H., Wu, H.H., Chao, F.H., Li, J.W., 2005. Concentração e detecção do vírus corona da SRA nos esgotos do Hospital Xiao Tang Shan e do 309° Hospital. Journal of virological methods 128, 156-161.

Webster, R.G., Bean, W.J., Gorman, O.T., Chambers, T.M., Kawaoka, Y., 1992. Evolução e ecologia dos vírus da gripe A. Revisões microbiológicas 56, 152-179.

OMS 2018. Síndrome respiratória do Oriente Médio coronavírus (MERS-CoV) (http://www.who.int/emergencies/mers-cov/en/).

OMS 2020. Status of environmental surveillance for SARS-CoV-2 virus (https://www.who.int/news-room), Scientific Brief.

Wickramasinghe, S.R., Kalbfuss, B., Zimmermann, A., Thom, V., Reichl, U., 2005. Microfiltração de fluxo tangencial e ultrafiltração para concentração e purificação do vírus da gripe A humana. Biotecnologia e bioengenharia 92, 199-208.

Wong, M.V., Hashsham, S.A., Gulari, E., Rouillard, J.-M., Aw, T.G., Rose, J.B., 2013. Detecção e caracterização de vírus patogênicos humanos que circulam nas águas residuárias da comunidade usando microarrays de múltiplos alvos e reação em cadeia da polimerase. Journal of water and health 11, 659-670.

Xing, X., Wang, H., Hu, C., Liu, L., 2018. Efeitos do ozono/biofiltração fosfatada na formação de subprodutos da desinfecção e ocorrência de agentes patogénicos oportunistas nos sistemas de distribuição de água potável. Pesquisa de água 139, 168-176.

Xu, Y., Li, X., Zhu, B., Liang, H., Fang, C., Gong, Y., Guo, Q., Sun, X., Zhao, D. Shen, J., Zhang, H., Liu, H., Xia, H., Tang, J., Zhang, K., Gong, S., 2020. Características da infecção pediátrica por SRA-CoV-2 e potencial evidência de descamação fecal viral persistente. Medicina da Natureza 26, 502-505.

Yamashita, T., Kobayashi, S., Sakae, K., Nakata, S., Chiba, S., Ishihara, Y., Isomura, S., 1991. Isolamento de pequenos vírus redondos citopáticos com células BS-C-1 de pacientes com gastroenterite. The Journal of infectious diseases 164, 954-957.

Zhang, L.J., Wang, X.J., Bai, J.M., Fang, G., Liu, L.G., Zhang, Y., Fontaine, R.E.,

2009. Um surto de hepatite A em estudantes recentemente vacinados contra o gelo, feito a partir de água de poços contaminada. Epidemiologia e infecção 137, 428-433.

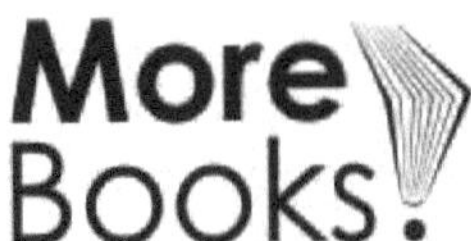

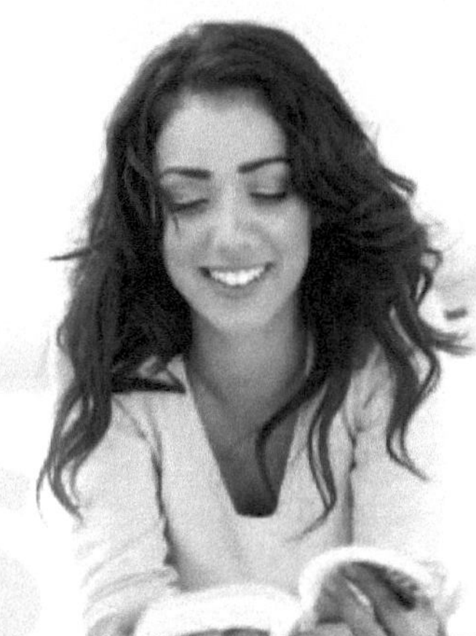

I want morebooks!

Buy your books fast and straightforward online - at one of world's fastest growing online book stores! Environmentally sound due to Print-on-Demand technologies.

Buy your books online at
www.morebooks.shop

Compre os seus livros mais rápido e diretamente na internet, em uma das livrarias on-line com o maior crescimento no mundo! Produção que protege o meio ambiente através das tecnologias de impressão sob demanda.

Compre os seus livros on-line em
www.morebooks.shop

KS OmniScriptum Publishing
Brivibas gatve 197
LV-1039 Riga, Latvia
Telefax: +371 686 204 55

info@omniscriptum.com
www.omniscriptum.com

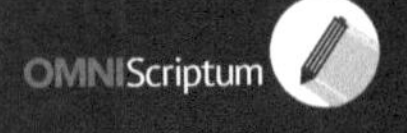

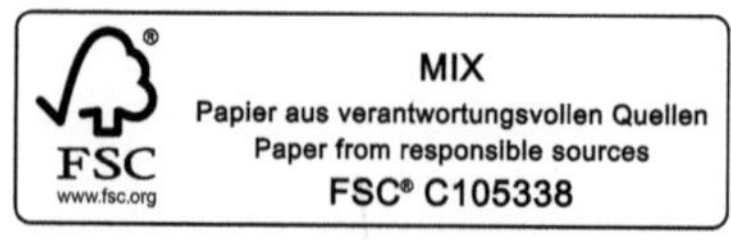

Printed by Books on Demand GmbH, Norderstedt / Germany